CLARA BIANCA E

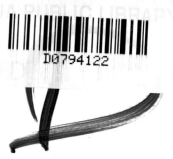

Reflexología
de la MANO

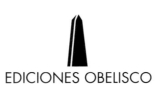

EDICIONES OBELISCO

Si este libro le ha interesado y desea que le mantengamos informado de nuestras publicaciones, escríbanos indicándonos qué temas son de su interés (Astrología, Autoayuda, Ciencias Ocultas, Artes Marciales, Naturismo, Espiritualidad, Tradición...) y gustosamente le complaceremos. Puede consultar nuestro catálogo en www.edicionesobelisco.com

Los editores no han comprobado ni la eficacia ni el resultado de las recetas, productos, fórmulas técnicas, ejercicios o similares contenidos en este libro. No asumen, por tanto, responsabilidad alguna en cuanto a su utilización ni realizan asesoramiento al respecto.

Colección Salud y Vida Natural
REFLEXOLOGÍA DE LA MANO
Clara Bianca Erede

1.ª edición: Junio de 2010

Título original: *Massaggio riflessologico della mano*

Traducción: *Carla Embcke*
Maquetación: *Paolo Cassella*
Corrección: *M.ª Ángeles Olivera*
Fotografías: Italo Bertolasi
Ilustraciones/dibujos: Sandor Breznay

© 2003, 2007 Red Edizioni, Italia
(Reservados todos los derechos)
© 2010, Ediciones Obelisco, S. L.
(Reservados los derechos para la presente edición)

Edita: Ediciones Obelisco, S. L.
Pere IV, 78 3.ª planta 5.ª puerta 08005 Barcelona-España
Tel. 93 309 85 25 - Fax 93 309 85 23
Paracas 59 C1275AFA Buenos Aires - Argentina
Tel. (541 -14) 305 06 33 - Fax (541 -14) 304 78 20
E-mail: info@edicionesobelisco.com

ISBN: 978-84-9777-630-1

El estudio de la mano

El estudio de la mano forma parte del ámbito cultural de un gran número de civilizaciones antiguas, especialmente la china y la india. Hace miles de años, los médicos ya observaban con detenimiento la mano de los pacientes antes de diagnosticar sus enfermedades.

En Occidente, en cambio, el estudio de la mano con fines terapéuticos es mucho más reciente; se remonta, de hecho, al siglo xv. En Italia, el primero en emplearlo concretamente fue Leonardo de Vinci (1452-1519). En el siglo xvii, Marcello Malpighi amplió los estudios anatómicos de la mano sirviéndose de nuevos instrumentos de observación: los primeros y rudimentarios microscopios.

Más tarde, la mano se utilizó sobre todo como sistema para identificar a las personas por medio de las huellas digitales, así como en el ámbito de los estudios de anatomía comparada.

La trayectoria «oficial» y el camino paralelo

Más allá de la trayectoria oficial, la historia del estudio de la mano resulta bastante rica.

La exclusión de la quiromancia (la lectura de los signos de la mano que permite reconocer las principales características de la persona examinada) del marco de las ciencias no ha dado lugar sólo a un estudio de la mano de carácter utilitarista u organicista.

Algunos estudiosos aislados, aun respetando la exigencia de rigor y de método característicos de la ciencia después de la Ilustración, no han renunciado, no obstante, a buscar en la mano signos, indicaciones o sugerencias relativos a la persona examinada.

Se trata, en primer lugar, de la recopilación de miles de observaciones (como las publicadas en 1800 por Stanislas d'Arpentigny y Adolph Desbarolles) que demostraron la posibilidad de relacionar la forma de la mano, en su extrema complejidad, variedad y diversidad de detalles, con el «tipo» y, por consiguiente, el carácter y la personalidad del individuo.

El enfoque homeopático

La misma homeopatía, en cierta manera, ha adoptado esa impronta del estudio de la mano en la definición de las llamadas «constituciones» (complejo de signos morfológicos, en particular de la estructura ósea, que, al presentarse juntos, permiten definir un «tipo» humano característico y tenerlo en cuenta en la elección de los remedios homeopáticos).

El hecho de que el hueso, sobre todo en los dedos, sea fácilmente visible, permite una sencilla evaluación del material óseo constitucional.

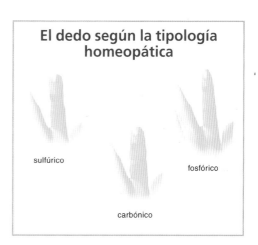

El dedo según la tipología homeopática

sulfúrico

fosfórico

carbónico

La mano como objeto de interpretación en el ámbito de diferentes culturas

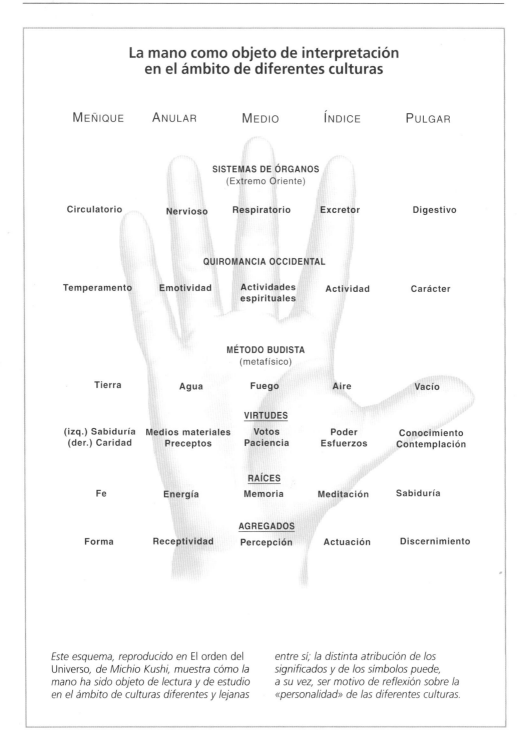

	MEÑIQUE	ANULAR	MEDIO	ÍNDICE	PULGAR
SISTEMAS DE ÓRGANOS (Extremo Oriente)					
	Circulatorio	Nervioso	Respiratorio	Excretor	Digestivo
QUIROMANCIA OCCIDENTAL					
	Temperamento	Emotividad	Actividades espirituales	Actividad	Carácter
MÉTODO BUDISTA (metafísico)					
	Tierra	Agua	Fuego	Aire	Vacío
VIRTUDES					
	(izq.) Sabiduría (der.) Caridad	Medios materiales Preceptos	Votos Paciencia	Poder Esfuerzos	Conocimiento Contemplación
RAÍCES					
	Fe	Energía	Memoria	Meditación	Sabiduría
AGREGADOS					
	Forma	Receptividad	Percepción	Actuación	Discernimiento

Este esquema, reproducido en El orden del Universo, de Michio Kushi, muestra cómo la mano ha sido objeto de lectura y de estudio en el ámbito de culturas diferentes y lejanas entre sí; la distinta atribución de los significados y de los símbolos puede, a su vez, ser motivo de reflexión sobre la «personalidad» de las diferentes culturas.

La «salud en la mano»

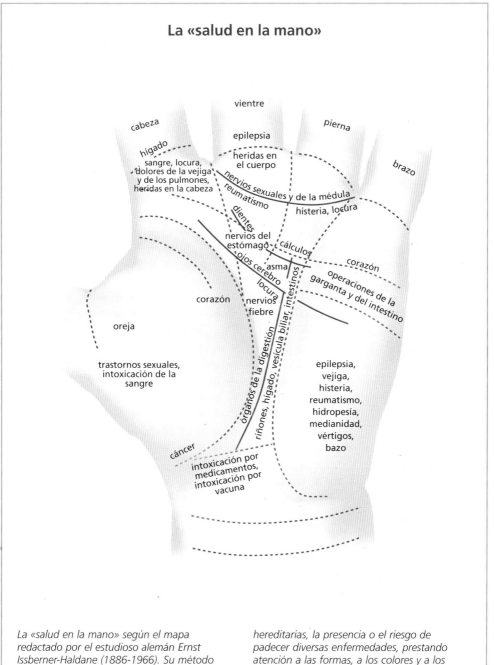

La «salud en la mano» según el mapa redactado por el estudioso alemán Ernst Issberner-Haldane (1886-1966). Su método enseña a reconocer las predisposiciones hereditarias, la presencia o el riesgo de padecer diversas enfermedades, prestando atención a las formas, a los colores y a los signos de la mano.

El dedo del «sulfúrico» será rectangular, con la extremidad en forma de espátula y, a menudo, con la última falange más larga que las otras dos; su mano larga y bien equilibrada es apta tanto para el trabajo arduo como para el trabajo de precisión.

El dedo del «fosfórico» se afila hacia la punta y adquiere la forma de un cono; su mano es agraciada y delgada, seguramente no apta para el esfuerzo.

Por último, el dedo «carbónico» es grueso y corto, con un aspecto muy cuadrado, como el resto de la mano, apta para el trabajo pesado.

La homeopatía realiza un claro estudio morfológico de la mano, que facilita la individualidad de los factores constitucionales y hereditarios de las predisposiciones psico-fisiológicas y patológicas de los rasgos esenciales del carácter. Prescinde, sin embargo, del estudio de los surcos, de las líneas, de los retículos, de su mayor o menor profundidad, de su colorido...

La quiroscopía

El estudio de la mano pertenece más propiamente al ámbito de la *quiroscopía*. En realidad, aunque su organización teórica y práctica todavía no cuenta con dos siglos de vida, se trata de un conocimiento muy antiguo, madurado con la experiencia.

Por ejemplo, se ha podido observar que existe una relación entre los dedos en «baqueta de tambor» y la presencia en quien los posee de dolencias cardíacas congénitas; que en las personas que padecen el síndrome de Down, la llamada «línea del corazón» y la de la «cabeza» forman un tramo único; que la línea del corazón desigual en forma de espiga caracteriza a personas afectadas de trastornos cardíaco-nerviosos...

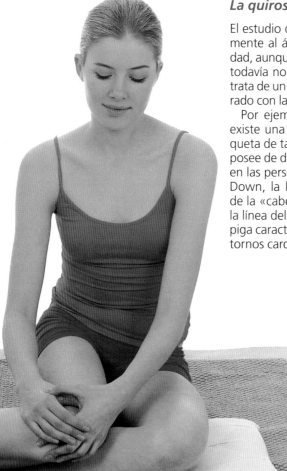

En el dorso de la mano, entre el primer y el segundo metacarpo, hay una faja en la cual se pueden individualizar los reflejos de los pulmones y de los bronquios; en caso de resfriado, por ejemplo, se puede intervenir en esa zona aplicando una ligera presión.

Por ello ha surgido la necesidad de adquirir una documentación más amplia de huellas de la mano, para verificar con fines diagnósticos la presencia eventual de signos reveladores como los que hemos mencionado.

Estas huellas se conocen como dermatoglifos (del griego *dèrma*, «piel», y *glùfein*, «incidir»), un término creado en 1926 por dos estudiosos norteamericanos, H. Cummins y C. Midlo.

El interés del dermatoglifo (que se diferencia de la huella digital en que comprende el trazado de la mano completa, no sólo las yemas) no se limita únicamente a las posibilidades diagnósticas generales.

Ese trazado, que se graba en la mano ya a lo largo de la vida uterina, es, de hecho, un patrimonio único e inconfundible, diferente hasta en los gemelos homocigóticos, y por eso utilizable en los diagnósticos individualizados, en armonía con el principio de que no existe la enfermedad, sino el enfermo con su pasado, su historia, sus inclinaciones, sus debilidades y su fuerza.

Desde el punto de vista de la bibliografía especializada en la quiroscopía (que algunos siguen llamando quirología o, con un término más reciente, *quirometría*), las etapas fundamentales se basan en los estudios de G. Muchery en Francia, E. Issberner- Haldane en Alemania y J. Ranald en Estados Unidos.

En este país también ha tenido una importancia capital la investigación de William G. Benham que, irónicamente, tras el encuentro con una gitana dedicó su vida al estudio de los vínculos entre la mano y la salud, tanto física como mental; el carácter y la autodeterminación. Sus experiencias y conclusiones se han reunido en la obra *Las leyes de la lectura científica de la mano*, que ha asumido el valor de un clásico.

Otro clásico, publicado en 1919, es *Los principios de la anatomía discernibles en la mano*, de Frederic Wood-Jones, profesor de anatomía en la Universidad de Manchester, y uno de los primeros en suponer la existencia de una relación particular entre varias partes de la mano, el resto del cuerpo y la corteza cerebral.

Los estudios de Charlotte Wolff

Son de extremo interés los estudios, en las décadas de 1950 y 1960, de la psicóloga Charlotte Wolff, que estudió en París las manos de unos niños retrasados, nerviosos y difíciles, así como de unos delincuentes juveniles, y, en Londres, las de unos individuos normales, para discernir la relación existente entre el carácter y las líneas de la mano.

El planteamiento de sus trabajos está en completa sintonía con la ciencia moderna, a pesar de que ese tipo de estudios despierte todavía cierta reticencia.

La salud ante todo

Más allá de los intereses, más o menos originales y curiosos, que pueden haber orientado el estudio de la mano en una u otra dirección, está fuera de dudas que, en la mayoría de los casos, los investigadores han tenido y tienen en común un objetivo: la salud.

Pero, ¿qué es la salud?

El bienestar que crea el malestar

Decir que la salud es «ausencia de enfermedad» es como definir la luz como «ausencia de oscuridad».

¡Hay mucho más! Salud es vitalidad, integridad, plenitud, creatividad, alegría de vivir. ¿Quién renunciaría a una perspectiva tan atrayente? Pero, ¿cuántas personas pueden afirmar que tienen buena salud y además la saben conservar?

Serían suficientes las estadísticas acerca de las cantidades de medicamentos en ciertos países como ejemplo de «sociedad del bienestar», para llegar a la conclusión de que salud, de hecho, hay muy poca…

Pero, ¿cuáles son las causas de una situación tan anómala?

En su libro *Yoga Nidra*, Swami Satyananada Saraswati, que nos gusta definir con el término antiguo de «sabio» oriental, escribe: «Está claro que, hoy en día, la vida resulta tan compleja, hipnótica y confusa que a muchas personas les es muy difícil reducir el ritmo, relajarse y descansar incluso cuando se les presenta la ocasión. La continua preocupación […] transforma la vida en una olla a presión sin válvula de seguridad. Privados de formas más tradicionales de desahogo emotivo y psicosomático, como la oración, las prácticas religiosas, el deporte o el entretenimiento creativo, muchos hombres y mujeres sensibles se enfrentan a situaciones de tensión que crece en espiral y sin escape. Cuando la olla explota, resultan, con facilidad, patentes agotamientos nerviosos y enfermedades físicas».

El mayor responsable: el estrés

La medicina psicosomática, es decir, la medicina que frente a un síntoma patológico tiene en cuenta la estrecha interdependencia entre la mente (*psique*) y el cuerpo (*soma*), confirma la hipótesis de que, en la mayoría de los casos, la causa de los numerosos trastornos que nos afligen hoy es precisamente el estrés.

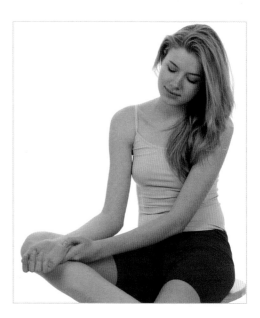

Los reflejos del foco genital se concentran especialmente en el área situada alrededor de la muñeca. Para aquellas mujeres que sufren una menstruación dolorosa, el masaje de estos puntos puede ser de gran alivio.

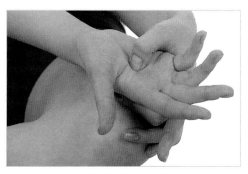

En caso de problemas con el nervio ciático, puede ser útil masajear el reflejo del riñón, que se encuentra en el punto central de la mano.

De hecho, el estilo de vida de nuestros tiempos está caracterizado, sobre todo en el mundo occidental, por una sensación de prisas, de presión, de ansiedad, que comúnmente se define con una palabra adoptada del vocabulario anglosajón, tal vez por su eficacia y cierta fuerza onomatopéyica, el estrés.

El *Diccionario de la Real Academia Española* define el estrés como «tensión provocada por situaciones agobiantes que originan reacciones psicosomáticas o trastornos psicológicos a veces graves».

En el lenguaje de la física y de la ingeniería, esa palabra tiene precisamente el significado de estímulo, entendido como una fuerza capaz de alterar el sistema al que se aplica. Mucho más dramático, aunque completamente afín, es el significado psicológico por el que, con mayor frecuencia, se utiliza esa palabra para indicar todos los problemas y situaciones que nos ponen en un estado de ansiedad o de tensión.

Los reflejos fisiológicos del estrés

Cualquier situación que se viva como peligrosa o amenazadora provoca una reacción llamada de «lucha y huida», una reacción instintiva en el ser humano que, en los orígenes de su existencia, se encontraba con frecuencia en situaciones de extremo peligro físico; la rapidez de decisión entre las dos alternativas estaba, entonces, íntimamente vinculada a la supervivencia.

Actualmente, aunque en la mayoría de los casos no existen peligros de esa índole, ha persistido el hecho de que nuestro «cuerpo psíquico» todavía recurre a esa reacción instintiva. Ésta provoca en el organismo una descarga de hormonas, en particular adrenalina, que tiene el poder de estimular el corazón, de aumentar la presión sanguínea y de descargar glucosa para permitir un mayor flujo de sangre a los músculos.

Al mismo tiempo, produce una constricción de los vasos sanguíneos, lo que reduce la sangre necesaria para llevar a cabo otras funciones (digestiva, excretora, etcétera) que, frente al presunto peligro, pasan a un segundo plano. Así, el organismo se encuentra en estado de estrés, listo para la lucha o la huida.

Es fácil entender por qué ese mecanismo tiene una importancia fundamental para el ser vivo. Es también evidente que, si esa situación de estrés permanece, crea un grave peligro, ya que compromete la homeostasis (condición de equilibrio) en la que debe encontrarse el cuerpo para su mejor funcionamiento. (*Véase* ilustración pág. 12.)

En las condiciones actuales en las que vivimos, resulta difícil que una «movilización» tan comprometida a nivel físico pueda tener una posibilidad de desahogo natural; el estrés no acabará entonces de la manera prevista por la naturaleza y, por consiguiente, «remitirá», como una enfermedad infecciosa en la que se bloquee el problema, determinando una situación de acumulación.

El cuerpo, con su increíble capacidad de adaptación, retornará al equilibrio, pero hay que ser conscientes de que la repetición solapada y continuada de ese estado de alerta minará inexorablemente la capacidad del organismo de volver al estado de equilibrio perfecto sin por eso pagar un precio muy alto.

Por consiguiente, la capacidad homeostática resultará siempre más comprometida, hasta establecerse un verdadero estado de enfermedad.

En particular, quedarán afectados el sistema cardiovascular y el aparato digestivo: las enfermedades de este siglo, como sabemos, rigen esas partes del organismo humano tan vulne-

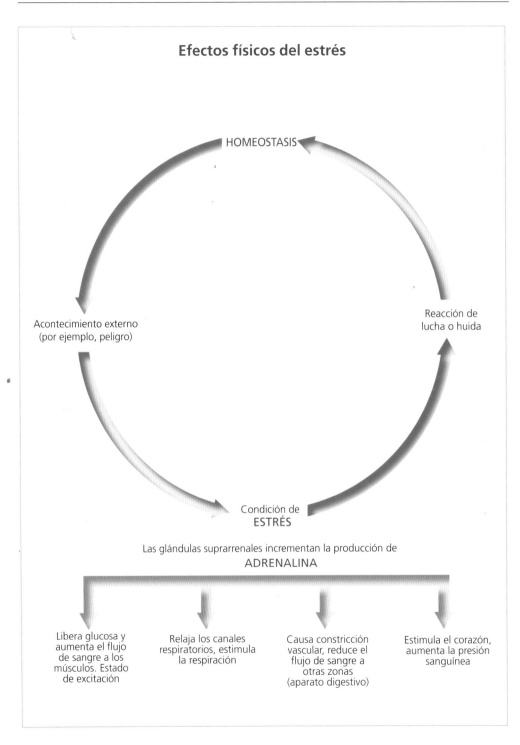

Efectos físicos del estrés

HOMEOSTASIS

Acontecimiento externo
(por ejemplo, peligro)

Reacción de
lucha o huida

Condición de
ESTRÉS

Las glándulas suprarrenales incrementan la producción de
ADRENALINA

Libera glucosa y
aumenta el flujo
de sangre a los
músculos. Estado
de excitación

Relaja los canales
respiratorios, estimula
la respiración

Causa constricción
vascular, reduce el
flujo de sangre a
otras zonas
(aparato digestivo)

Estimula el corazón,
aumenta la presión
sanguínea

rables. El cuerpo, además, ocupado en contrarrestar los efectos del estrés, estará aún menos en condición de movilizarse y de reaccionar ante eventuales enfermedades infecciosas.

Para recuperar el bienestar: la relajación

¿Qué solución tenemos para remediar esa situación? Es conocido el principio físico según el cual «a cada fuerza le corresponde una fuerza igual y contraria»: es obvio que la reacción frente al estrés no puede ser otra que la *relajación*.

Nuestra cultura, que ha favorecido la creación de esas condiciones de existencia generales bastante precarias y preocupantes, está descubriendo o redescubriendo la importancia de una serie de prácticas y técnicas que restablecen un auténtico equilibrio, en defensa de la integridad psicofísica del hombre y de una saludable «homeostasis global».

El retorno a un gran número de antiguos sistemas de curación naturales, en la mayoría de los casos con un antiquísimo origen oriental, y la creación de nuevas técnicas corporales y psicológicas, características de los últimos años del siglo xx, tienen, de diversas formas, la finalidad de reducir las causas desencadenantes del estrés.

Las técnicas de relajación

Así, encontramos diversos tipos de técnicas de relajación, como el *training* autógeno, la *sofrología* y diferentes tipos de masajes, por mencionar algunos.

La reflexología en particular tiene como resultado inmediato la interrupción de los estímulos del estrés, por inducir a un estado de relajación muy agradable, además de saludable, a la persona que recibe el tratamiento.

Al relajar la tensión del individuo se mejora la presión sanguínea: el oxígeno y los elementos nutricionales pueden fluir nuevamente sin obstáculos hacia las zonas del cuerpo donde se precisa su presencia.

El planteamiento de este libro consiste en guiar a los lectores hacia el descubrimiento de la reflexología, basada en la teoría de las zonas de Fitzgerald, aplicada a las manos.

El descubrimiento de William H. Fitzgerald

Cuando se introduce el argumento del masaje zonal, es imposible no detenerse en el nombre y la obra de William H. Fitzgerald (1872-1942), que ha puesto a disposición del mundo occidental ese sencillo método de curación y autocuración, surgido gracias a sus estudios sobre antiguos principios orientales.

Al principio del siglo pasado, Fitzgerald era un conocido y experto otorrinolaringólogo, licenciado en la Universidad de Vermont (Estados Unidos), y miembro activo de muchas asociaciones médicas norteamericanas, que había enriquecido sus estudios y su experiencia con estancias en Europa en importantes hospitales, en Londres y en Viena. Allí frecuentó el Instituto de Estudios Orientales, donde tuvo ocasión de comparar algunas de sus experiencias con antiguos métodos de digitopresión chinos.

Si chocamos contra un obstáculo, todos nos llevamos instintivamente la mano al punto dolorido y sentimos alivio con un masaje o una ligera presión. Gracias a la observación de esa experiencia común, debió surgir el masaje llamado *amma* (presión y frotamiento), que forma parte de la medicina tradicional china, como la acupuntura; la *moxa* (calor aplicado al cuerpo o a las agujas colocadas en el cuerpo, por medio de un «puro» de hojas de la planta medicinal artemisia, encendido en uno de sus extremos) y la fitoterapia, de la que los chinos tienen un profundo conocimiento.

El medico japonés Katsusuke Serizawa, en su libro *Massaggio secondo el metodo orientale* (El masaje según el método oriental), escribe: «El masaje nació de la simple costumbre de presionar o frotar las manos y los pies ateridos y fríos con los dedos y las palmas de las manos. Tras muchos y largos años de experiencia práctica, los chinos aprendieron a identificar los puntos del cuerpo donde la acupuntura, la moxa y el masaje producen el máximo efecto».

Fitzgerald, por su parte, había comprobado que la presión directa sobre determinadas zonas de las manos producía un efecto analgésico y anestésico sobre otras partes del cuerpo: la presión podía aplicársela el mismo paciente, por ejemplo, apretar los brazos del sillón.

Fitzgerald empezó a aplicar el sistema de la presión en lugar de los analgésicos y compartió ese interesante descubrimiento con sus colegas dentistas. Cuando en 1916 su colega Edwin F. Bowers, que escribía en importantes revistas norteamericanas, oyó esa noticia, se entrevistó con Fitzgerald para estudiar su método: tras unas detenidas observaciones, comprendió la entidad del descubrimiento y escribió sobre ello en las revistas, acuñando el término «terapia zonal» (*Zone Therapy*). Fitzgerald, de hecho, había advertido que se podían establecer las correspondencias de las presiones con las partes del cuerpo subdividiendo el cuerpo humano en 10 zonas verticales. Ése es el principio de base sobre el que se rige todavía el masaje zonal del pie y de la mano.

La masajista norteamericana Eunice D. Ingham, en la década de 1930, la experimentó ampliamente y la incluyó en un marco más sistemático. Tuvo muchísimos discípulos, también desde Europa, que se formaron en sus doctrinas. Muy valiosa fue la aportación de la norteamericana Mildred Carter que, tras redactar dos textos sobre la aplicación de los principios de la reflexología del pie y de la mano, abrió a un vasto público las puertas a ese sistema de autocuración. Este pasaje de M. Carter explica con claridad cómo utilizar el principio de la división del cuerpo en 10 zonas longitudinales: «Se puede observar cómo cada línea atraviesa determinada parte del cuerpo. *Línea 1:* los dolores en cualquier parte del cuerpo localizada en la línea 1 pueden aliviarse temporalmente, y, a veces, se pueden curar definitivamente, con tan sólo aplicar una presión sobre el pulgar de la mano o del pie. *Línea 2:* seguimos la línea 2 desde la cabeza, bajando por la esquina del ojo, la nariz, los dientes y el lado del cuello, hasta llegar al índice y el segundo dedo del pie. *Línea 3:* la línea 3 está ligeramente desplazada hacia el lado de la ca-

beza, cruza el centro del ojo y desciende por el cuerpo hasta el dedo medio y el tercer dedo del pie. *Línea 4:* la línea 4 baja por el lado externo de la cara hasta llegar al anular y el cuarto dedo del pie. *Línea 5:* la línea 5 pasa por la oreja y el lado externo de la cabeza hasta llegar al meñique y al dedo pequeño del pie.

De esta manera resulta fácil comprender cómo podemos estimular el flujo de la energía vital en diferentes zonas por medio de la presión de determinado dedo de la mano o del pie o sobre un punto reflejo de la mano. [...] Podemos comprobar también cómo es posible eliminar los problemas de los ojos, por ejemplo, aplicando una presión sobre el índice, el corazón y el anular. Siguiendo a lo largo de la mano podemos estimular los ór-

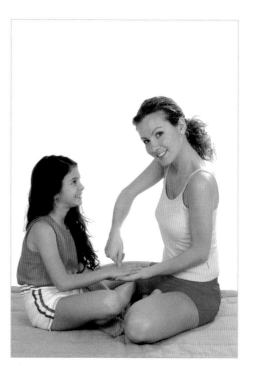

El masaje es un método simple y gratificante para curar las pequeñas dolencias de los niños. En la ilustración, mostramos la presión sobre los reflejos de los pulmones y de los bronquios (en el dorso de la mano, donde las falanges se juntan con los huesos del metacarpo) para resolver los problemas relativos a la respiración.

ganos internos con la presión y el masaje de determinados puntos reflejos en las manos, como el estómago, los riñones, el intestino, el colon, etcétera».

Los «sistemas» de Fitzgerald

Fitzgerald describe con profusión los distintos sistemas de tratamiento con presión aplicados a los dedos en el libro *Zone Therapy* (Terapia zonal), escrito en 1917 en colaboración con E. Bowers, y cita numerosos casos de curación a través de su método. Parecen particularmente eficaces las intervenciones en los dedos para curar los trastornos de la visión y del oído.

Fitzgerald, sin embargo, con modestia y prudencia, no pretendía *curar* las causas de determinadas enfermedades, pero sostenía, por ejemplo, que los dolores oculares se *alivian* con facilidad presionando el índice y el corazón de ambas manos, tanto lateralmente como en las superficies superiores e inferiores de los dedos.

También se aconseja aplicar la misma presión, pero en el anular, para mejorar el oído.

Fitzgerald utilizaba medios muy sencillos, como, por ejemplo, un peine de metal para presionar la punta de los dedos en el tratamiento del sistema óseo: esa presión incide en las zonas I, III, IV y V, a las que corresponden los dedos.

La presión contra los dedos con el peine de metal, sujetado en el puño del paciente, resulta eficaz en el tratamiento del lumbago y de los dolores de espalda.

Las pinzas de tender la ropa, cuando se aplican en las puntas de los dedos, ayudan en caso de padecer dolor de muelas y producen una adecuada desensibilización antes de una intervención odontológica.

También produce buenos resultados el sistema más casero de utilizar unas simples gomas alrededor de los dedos. Lo podemos comprobar incluso nosotros mismos: lo importante es retirar las gomas cuando notamos que dificultan la circulación.

En apoyo a su teoría según la cual el empleo de la presión sobre las manos y los pies puede aliviar muchas situaciones de dolor, Fitzgerald menciona también unas experiencias realizadas por otros médicos, y, en particular, por unos ginecólogos: en un caso documentado, para aliviar las contracciones dolorosas del trabajo del parto, se adoptó el método de que la parturienta ejerciera presión con ambas manos en dos peines de unos 10 centímetros de largo, o el de aplicar una presión sobre ambos pies con el canto de una gran lima (¡el primer objeto adecuado que el medico encontró!). El parto resultó más rápido y fácil.

Después del parto, el frotamiento de los dientes del peine en el dorso de las manos facilitó la expulsión de la placenta, y condujo a la madre a un sueño apacible.

En esa época se inventó una especie de pinza para apretar los dedos de las manos de la parturienta: se utilizaba con intermitencia al comienzo de las contracciones hasta finalizar el parto.

Nota. Aconsejamos el texto *Reflexología de los pies*, de la misma autora, para una explicación más completa sobre el masaje del pie.

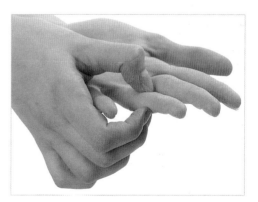

Los reflejos de las orejas se encuentran en la primera falange del anular y del meñique. Masajear esa zona en un momento de descanso puede contribuir a prevenir problemas como la sordera, que hoy en día está incrementándose a causa de las condiciones estresantes (¡y ruidosas!) de trabajo y de la vida cotidiana en la que nos encontramos.

Cerebro y mano

En el capítulo anterior hemos hablado del descubrimiento empírico de Fitzgerald, que ha permitido centrar y afinar la técnica del masaje zonal.

En este capítulo, en cambio, trataremos las implicaciones científicas de ese descubrimiento, especialmente en lo que concierne a la relación de los órganos sensoriales, particularmente la mano, con el cerebro.

Decir que la mano es un apéndice visible del cerebro no es una imagen poética creada por la fantasía, porque, como observó el ya nombrado estudioso Frederic Wood-Jones a comienzos del siglo pasado, el sistema nervioso central es sencillamente una parte replegada en sí misma de la superficie general del cuerpo embrional.

Así, se puede considerar «sencillamente una parte de piel oculta o, también, podemos decir que la piel es una parte visible del sistema nervioso central».

La interrelación de la mano y el cerebro

En lo que respecta a la interrelación entre la mano y el cerebro, su influencia recíproca ha sido largamente estudiada y se ha podido constatar que el centro de la mano ocupa casi una tercera parte del centro motor del cerebro.

Obviamente, esta afirmación concierne al hombre moderno: a lo largo del proceso evolutivo, la mano humana se ha ido desarrollando como uno de los más importantes, si no el más destacado, órgano sensorial del cuerpo, lo que explica la zona extraordinariamente amplia que ocupa en la corteza cerebral.

Por lo general, se puede observar cómo las terminaciones nerviosas están concentradas en zonas «de alto riesgo», como la mano, el pie, la boca, es decir, aquellos órganos que ponen y mantienen al ser humano en contacto con el mundo. El ritmo de la evolución humana, sus etapas y sus tiempos se basan en el progreso del grado de conciencia, por parte de *Homo sapiens*, de su propia individualidad e identidad independiente.

La mano del hombre

En lo que respecta a la mano humana, esa conciencia y el aumento de independencia se documentan a raíz del desarrollo del pulgar.

La especie humana, en su proceso evolutivo, ha adquirido la creciente capacidad del pulgar de oponerse al resto de los dedos, junto con la tendencia a alargarse: cuanto mayor es la oposición entre el pulgar y los otros dedos, tanto mayor resulta la destreza potencial del individuo.

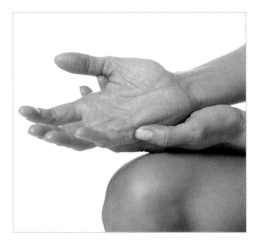

Los reflejos de las articulaciones de los brazos y las piernas se encuentran en el borde externo de la mano. Masajear estas áreas regularmente puede ayudar a prevenir la aparición de enfermedades reumáticas.

El control del cerebro sobre las extremidades

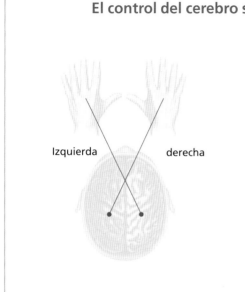

Izquierda   derecha

Los dos hemisferios cerebrales controlan las extremidades de manera cruzada: es decir, que el hemisferio derecho está relacionado con la mano izquierda y viceversa.

En lo que respecta al masaje zonal, ese cruce no tiene la misma respuesta en la relación reflejo-órgano.

Concretamente, esto significa que el punto reflejo de una migraña lateralizada a la derecha se tendrá que buscar en la misma mano derecha o en el pie derecho.

Gracias a esa oposición, de hecho, junto con la estructura más sensible y sutil de la piel que cubre los dedos y las palmas de las manos, el ser humano ha conseguido una indiscutible superioridad sobre el reino animal. La superioridad intelectual del hombre y el tamaño de su cerebro se valoran en relación con el desarrollo de sus habilidades manuales.

David Batangtaris, un moderno investigador y estudioso de la mano y de su potencial todavía por explorar, escribe en su libro *Hands Dinamics* (La dinámica de las manos), de 1983: «Las manos y el cerebro representan dos aspectos complementarios del autogobierno de los órganos. Es como si dijéramos que el cerebro tiene un "poder legislativo" y las manos un "poder ejecutivo": son muy versátiles y, por ese motivo, extraordinariamente capaces de traducir las aspiraciones humanas en una realidad tangible. [...] Ninguna parte del cuerpo es tan expresiva como ese "órgano entre los órganos", con su incomparable libertad de acción. Es el intérprete del espíritu, el mensajero del corazón, el medio a través del cual el mundo de las ideas revela su plan de evolución».

La «máquina de la verdad»

Otra confirmación de la relación cerebro-mano se encuentra en la llamada «máquina de la verdad», un aparato que funciona de la siguiente manera: se conectan unos electrodos a las manos de la persona examinada, para medir la resistencia eléctrica de la piel; a la pregunta que provoca una reacción emotiva, sea cual sea la respuesta verbal, la aguja del aparato indicará un trazado diferente del que se registra con las preguntas de reacción neutra.

Evidentemente hay un estrecho vínculo entre las emociones registradas por el cerebro y la reacción a nivel de la mano. ¿Acaso no aparece en las palmas de las manos el sudor cuando se experimenta un estado de ansiedad o de emoción particular? Sin olvidar que todas las emociones fuertes van casi siempre acompañadas de movimientos imperceptibles en las manos.

Conclusiones

El filósofo alemán Immanuel Kant (1724-1804) definió la mano como «el cerebro externo del hombre» y unos estudiosos han avanzado la hipótesis de que los vórtices de las líneas concéntricas de los dermoglifos tienen cierta relación con las circunvoluciones del cerebro.

La mano, por tanto, es el instrumento principal del sistema cerebral humano. Parece que el cerebro no pueda funcionar sin la implicación de la mano. De hecho, las manos, y, sobre todo, las puntas de los dedos, están conectados al cerebro con un número de nervios infinitamente superior al número de los nervios que conectan el cerebro a otras partes del cuerpo.

También se sabe que entre las manos y el cerebro se establece un circuito cuando se juntan las puntas de los dedos de las dos manos. Las personas que hablan siguiendo un proceso de pensamiento que requiere mucha concentración, a menudo muestran esa postura.

Cuántas veces, para recordar algo, llevamos la mano a la frente, ¡como para facilitar el retorno de la memoria!

Y eso simplemente por mencionar las pruebas de la relación existente entre la mano y el cerebro proporcionadas por el estudio y la observación de la gestualidad (tratada con más amplitud en otras obras; *véase, por ejemplo*, S. Molcho *I linguaggi del corpo* [Los lenguajes del cuerpo]).

EL MASAJE DE LA MANO EN LA PRÁCTICA

Identificar las zonas de reflejo

El principio fundamental de la reflexología es «la periferia representa el centro»; por tanto, si se trabaja en la periferia (manos y pies), podremos alcanzar el centro (el órgano en cuestión).

La localización de los puntos de reflejo de la mano no es tan evidente como la de los pies, a causa de la diferente longitud de los dedos y del pulgar. Sin embargo, también en la mano (con excepción del reflejo de la cabeza, localizable en el pulgar), la posición de los puntos no se aleja demasiado de la posición ana-tómica de los órganos de las otras partes del cuerpo.

También hay que observar que las manos, al estar siempre más activas que los pies, son también menos sensibles.

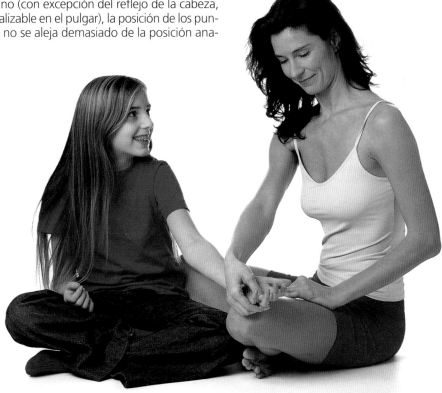

En el dorso de la primera falange del índice y del corazón se encuentran los puntos reflejos de los ojos; al anular y al meñique le corresponden los de las orejas. Masajear esos puntos proporciona gran alivio en los órganos correspondientes.

División de la mano en las correspondientes zonas del cuerpo

Zona cefálica
Faja torácica
Cavidad abdominal
Zona pélvica

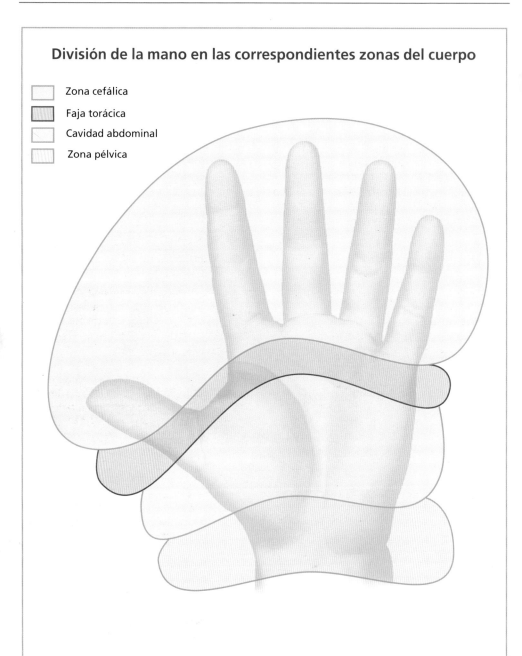

En este dibujo podemos ver a grandes rasgos qué zonas de la mano se corresponden con las distintas partes del cuerpo.

En las páginas siguientes (a partir de la pág. 24), los mapas ilustran en detalle los diversos puntos de las distintas zonas.

¡Manos a la obra!

El masaje de las manos resulta más fácil de practicar en nosotros mismos que el masaje de los pies, en cualquier momento y ¡sin la molestia de tener que quitarse los zapatos y los calcetines!

Empecemos examinando los puntos de las manos que reflejan todas las partes del cuerpo. Para simplificar el trabajo, en el caso de unos órganos que ocupan un área relativamente grande de la mano, hemos indicado los «puntos focales», es decir, los puntos de máxima eficacia y de respuesta más rápida.

Consejos prácticos

• La postura para el masaje debe permitir al individuo estar cómodo y relajado, mientras que el masajista tendrá que disponer de cierta movilidad: se sentará al lado del masajeado y colocará una almohada blanda debajo del antebrazo para evitar que esté en tensión y que su mano se agarrote.

• Se debe establecer un primer contacto pidiendo al individuo que te dé la mano para practicar un ligero masaje general con el fin de «conocerle» y que esté cómodo. Luego se puede pasar a buscar los puntos donde siente dolor.

• A medida que se localizan esos puntos, se tiene que practicar una ligera presión con un gesto firme, sin frotar la piel: tendrá que ser una presión o un movimiento circular del

> ## La utilización de otros instrumentos, además de la mano
>
> Únicamente en el automasaje se puede emplear un objeto redondeado como, por ejemplo, la goma de un lápiz.
>
> Un buen sistema también es apretar una pelota bastante dura haciéndola deslizar sobre los puntos dolorosos.
>
> Al tratar a otra persona, sin embargo, el mejor instrumento sigue siendo la mano.

pulgar más que un masaje en sentido estricto. Este movimiento no tiene que ser demasiado intenso y debe aplicarse con la debida cautela, porque el dolor que se provoca no tiene que ser insoportable.

• La regla fundamental es que hay que tratar el reflejo alterado hasta la desaparición del dolor. Sobre todo en los casos agudos, puede ocurrir que se tenga que prolongar el tratamiento durante más tiempo en la misma sesión.

• Recalcamos que serán los reflejos y el dolor los que indiquen cuándo es necesario detenerse. A lo largo de más sesiones se tendría que notar que si el dolor persiste, es, sin embargo, menos intenso. Y hay que continuar hasta su desaparición.

PALMA DE LA MANO

1 Cabeza, cráneo, masa cerebral
2 Senos frontales
3 Senos mastoides
4 Epífisis (glándula pineal)
5 Hipófisis (glándula pituitaria)
6 Nuca
7 Cara, trigémino
8 Nariz

9 Ojo
10 Oreja
11 Oreja interna
12 Glándulas de la cabeza y de la faja torácica
13 Glándulas de la cavidad abdominal
14 Amígdalas
15 Trapecio

16 Hombro, muñeca
17 Brazo
18 Codo, rodilla
19 Pierna
20 Tobillo, cadera
21 Pulmones, bronquios
22 Plexo solar, diafragma
23 Estómago
24 Duodeno

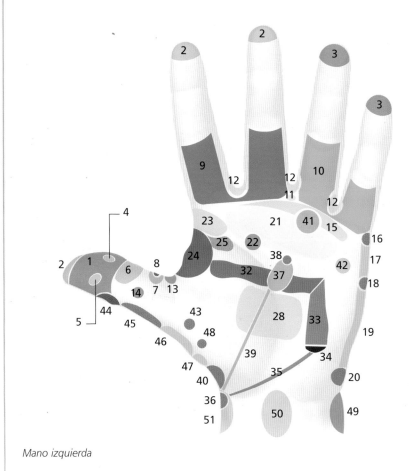

Mano izquierda

25 Páncreas (I)
26 Hígado (D)
27 Vesícula biliar (D)
28 Intestino delgado
29 Apéndice (D)
30 Válvula ileocecal (D)
31 Colon ascendente (D)
32 Colon transverso
33 Colon descendente (I)

34 Colon sigmoideo (I)
35 Recto (I)
36 Ano
37 Riñón
38 Glándulas suprarrenales
39 Uréter
40 Vejiga
41 Corazón (I)
42 Bazo (I)

43 Tiroides, paratiroides
44 Vértebras cervicales
45 Vértebras dorsales
46 Vértebras lumbares
47 Vértebras del sacro, coxis
48 Nervio ciático
49 Ovarios/testículos
50 Zona pélvica
51 Útero/próstata

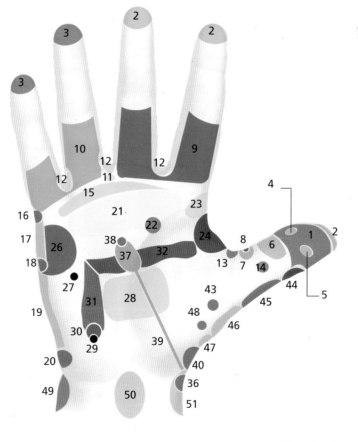

Mano derecha

DORSO DE LA MANO

52 Boca
53 Dientes, mandíbulas
54 Nariz interna
55 Garganta, laringe, tráquea
56 Bronquios

57 Pulmones, caja torácica
58 Seno
59 Circulación, presión (I)
60 Ingle
61 Tubas uterinas/canales deferentes

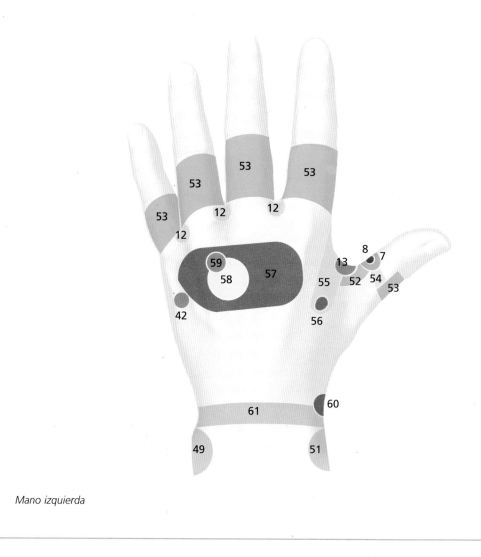

Mano izquierda

Leyenda

(I) Zonas de reflejo sólo presentes en la mano izquierda

(D) Zonas de reflejo sólo presentes en la mano derecha

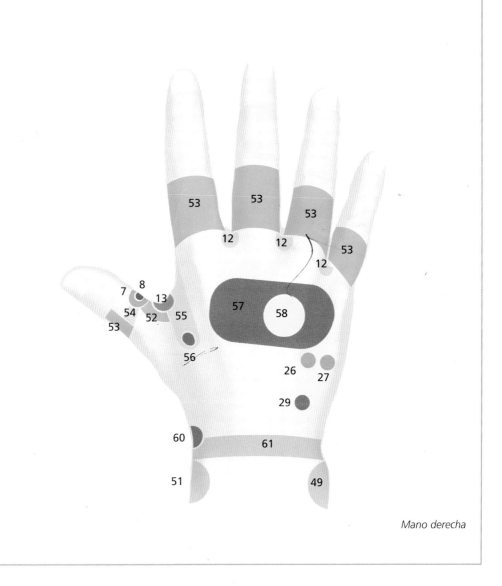

Mano derecha

SISTEMA NERVIOSO

1 Cabeza, cráneo, masa cerebral
2 Senos frontales
3 Senos esfenoidales
6 Nuca
7 Cara, trigémino
22 Plexo solar
44 Vértebras cervicales
45 Vértebras dorsales
46 Vértebras lumbares
47 Vértebras del sacro y del coxis
48 Nervio ciático

• El reflejo de la *cabeza* ocupa, por lo general, casi toda la segunda falange del pulgar.

• Los *senos frontales* corresponden a las puntas del pulgar, del índice y del corazón, mientras que los senos esfenoidales corresponden a las puntas del anular y del meñique.

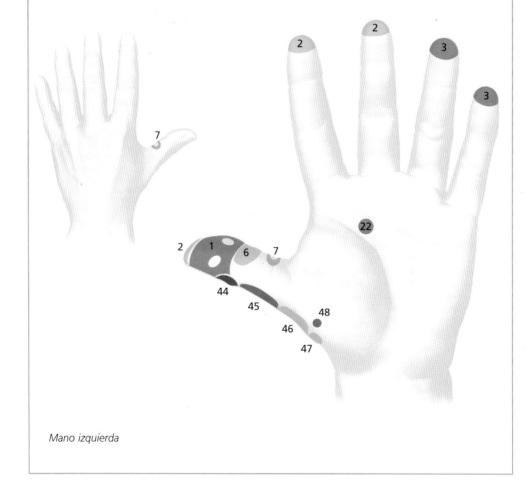

Mano izquierda

● La *nuca* se encuentra justo por debajo del reflejo de la cabeza, en el borde interno del pulgar.

● La *cara* y el *trigémino* se reflejan en la primera falange del pulgar, justo por debajo de la juntura.

● El *plexo solar* (nuestra «central» nerviosa abdominal) corresponde a un punto central de la palma entre el anular y el corazón. El masaje sobre ese punto tiene un efecto muy relajante.

● El reflejo de la *columna vertebral* se encuentra en el borde del pulgar hacia el exterior. Al juntar las dos manos con las palmas hacia abajo se puede ver cómo ese reflejo es el punto de contacto de los pulgares y corresponde a la columna vertebral, la estructura de soporte del cuerpo humano.

● El reflejo del *nervio ciático* se encuentra junto con las últimas vértebras lumbares, donde se inerva en la columna vertebral.

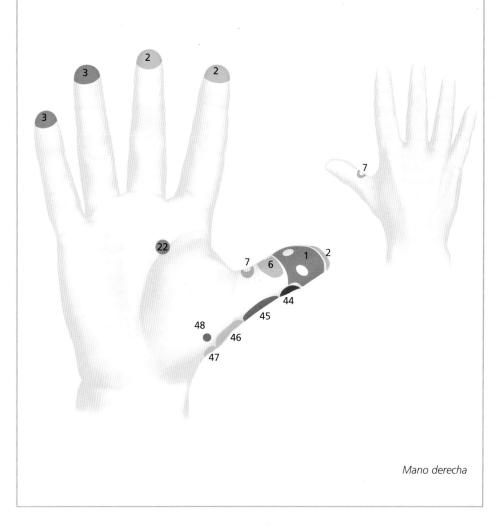

Mano derecha

APARATO URINARIO

37 Riñón
39 Uréter
40 Vejiga

• El reflejo del *riñón* ocupa un punto central de la mano, justo por debajo del punto del plexo solar.
• A lo largo de la diagonal que va desde ese punto hacia el pulgar, se encuentra el reflejo del *uréter*, que se junta al de la *vejiga*, situado en el punto de unión de la muñeca con el pulgar.

Mano izquierda

La función de los riñones tiene gran importancia para el cuerpo humano, ya que las vías urinarias son uno de los vehículos más eficaces para la eliminación de las toxinas.

Por esa razón, casi siempre se aconseja el masaje de ese reflejo en las enfermedades que no están directamente vinculadas al aparato urinario.

37

39

40

Mano derecha

SISTEMA LINFÁTICO

12 Glándulas de la cabeza
  y de la faja torácica
13 Glándulas de la cavidad abdominal
14 Amígdalas
42 Bazo (I)
60 Ingle

• Los reflejos de las *glándulas linfáticas de la cabeza y del tórax* se encuentran en las membranas entre dedo y dedo (del índice al meñique), mientras que los de las *glándulas abdominales* están situados en la membrana de la base del pulgar.

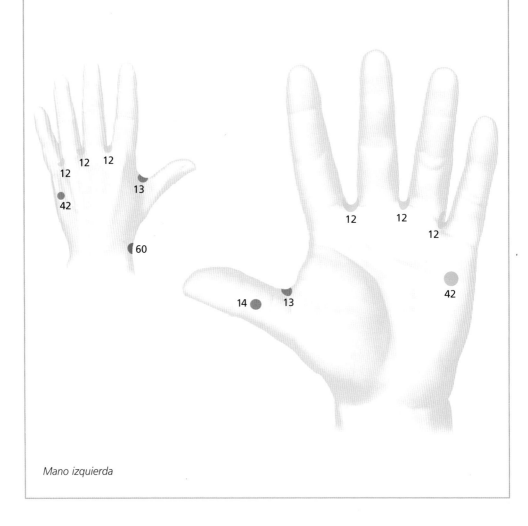

Mano izquierda

- El reflejo de las *amígdalas* se encuentra en un punto más o menos central del pulgar, entre los puntos de la nuca y de la cara.
- El reflejo del *bazo* se halla en la mano izquierda, tanto en la palma como en el dorso, exactamente debajo de la juntura de la primera falange del meñique con el metacarpo.
- El reflejo de la *ingle* está en el borde interno de la muñeca.

El sistema linfático, que ayuda al sistema circulatorio en sus funciones, es importante para la eliminación de las toxinas y la movilización del organismo contra las infecciones.

Para potenciar esa importante tarea, a menudo es necesario masajear esos puntos en diferentes patologías.

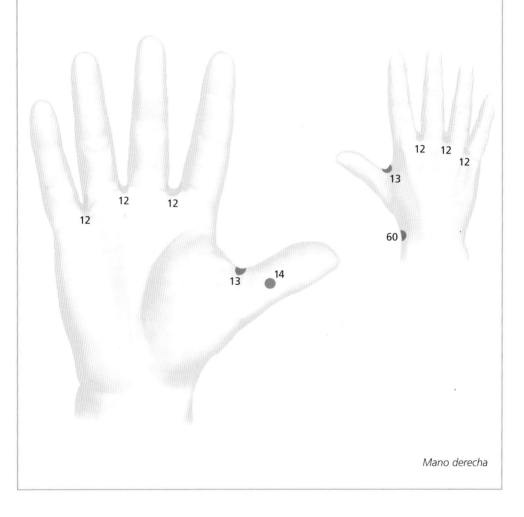

Mano derecha

ÓRGANOS DE LA RESPIRACIÓN

21 Pulmones, bronquios
22 Diafragma
55 Garganta, laringe, tráquea
56 Bronquios
57 Pulmones, caja torácica

• Los reflejos de los *pulmones* y de los *bronquios* se encuentran en una larga franja que se extiende en la palma, donde las falanges se unen a los huesos del metacarpo. En el dorso de la mano, se hallan entre el primero y el segundo metacarpo en una longitud de unos 2,5 cm. Por debajo de esa zona se encuentra el punto de máxima eficacia para intervenir en los bronquios.

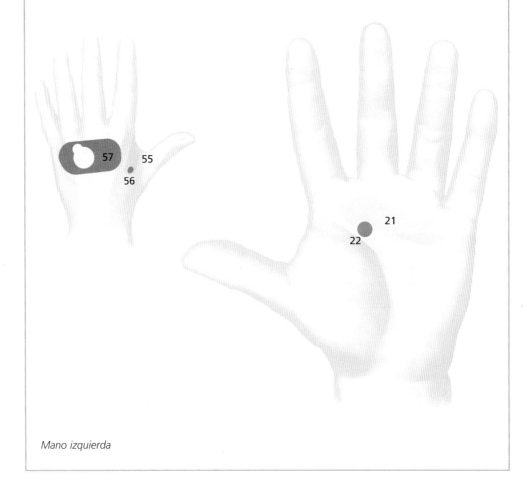

Mano izquierda

• Hemos unificado el reflejo del *diafragma* con el del plexo solar (*véase* pag. 29) porque este último no es fácilmente localizable en la mano.

El aparato respiratorio es la «segunda frontera» después del aparato urinario para la eliminación de las toxinas, y a menudo, a través de ese filtro, el cuerpo intenta liberarse de las impurezas acumuladas en otras partes del cuerpo.

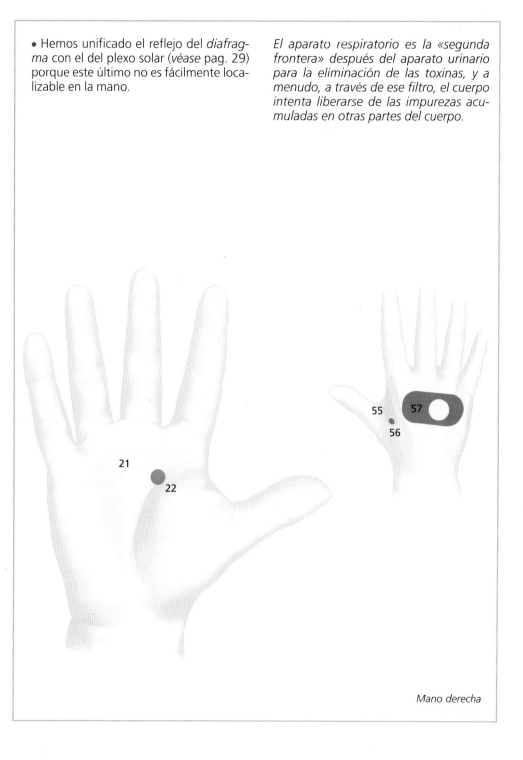

Mano derecha

35

CORAZÓN Y CIRCULACIÓN

41 Corazón (I)
59 Circulación, presión (I)

• Los reflejos del *corazón* y de la *circulación* se encuentran en la mano izquierda, en correspondencia con la unión entre el anular y el hueso del metacarpo. La zona se extiende aproximadamente el área ocupada por la yema del pulgar (utilizado para masajear).

Mano izquierda

El punto **41**, situado en la palma de la mano, es el de mayor eficacia para la realización del masaje. En el dorso, en posición simétrica, se encuentra el punto **59**, útil en caso de problemas de circulación y de presión sanguínea.

Haciendo una simple prueba sobre nosotros mismos, podremos comprobar que esos dos puntos se tocan cuando quien masajea pone el pulgar sobre la palma y el índice sobre el dorso de la mano.

Como en ese punto de la mano hay un hueso bastante prominente, es necesario ejercer una presión suave y una ligera rotación local.

Mano derecha

APARATO DIGESTIVO

23 Estómago
24 Duodeno
25 Páncreas (I)
26 Hígado (D)
27 Vesícula biliar (D)
28 Intestino delgado
29 Apéndice (D)
30 Válvula ileocecal (D)
31 Colon ascendente (D)
32 Colon transverso
33 Colon descendente (I)

34 Asa sigmoidea del colon (I)
35 Recto (I)
36 Ano
52 Boca
53 Dientes, mandíbulas

• Los reflejos del aparato digestivo se muestran claramente, al mismo tiempo que se advierten los puntos de máxima eficacia que se encuentran, en la mano derecha para el *duodeno* y el *hígado*, y, en la mano izquierda, para el *estómago* y el *páncreas*.

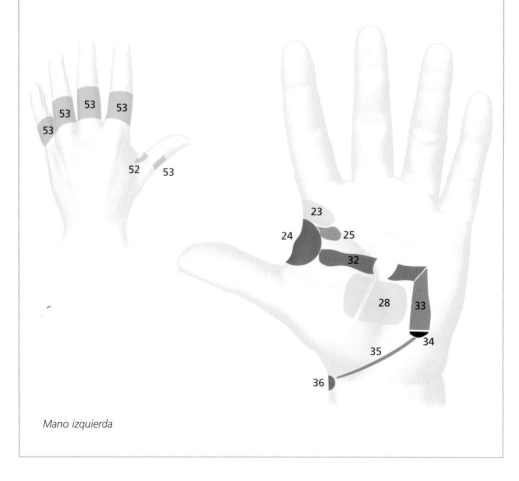

Mano izquierda

• Se halla en ambas manos el punto de máxima eficacia para intervenir en el *intestino delgado*, así como los puntos relativos al *colon* que, como se hace patente, están en correspondencia con la válvula ileocecal, con el asa hepática, la esplénica y la sigmoidea del colon.

• Los reflejos de la *boca*, de los *dientes* y de las *mandíbulas* se encuentran en el pulgar y los otros dedos, en el dorso de la mano.

El aparato digestivo es la gran franja donde se desarrolla la compleja alquimia del metabolismo, y es importante prestar mucha atención a lo que se ingiere.

Aunque esto se desvíe de los fines de este libro, es oportuno mencionarlo, porque es más que evidente que ningún medio de cura, ya sea alternativo u ortodoxo, puede sustituir las buenas costumbres alimentarias, o remediar los daños provocados por la negligencia de ese importante aspecto de nuestra salud.

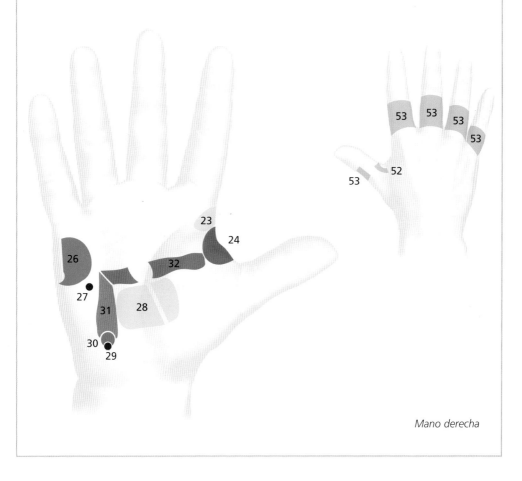

Mano derecha

SISTEMA HORMONAL

4 Epífisis (glándula pineal)
5 Hipófisis (glándula pituitaria)
38 Glándulas suprarrenales
43 Tiroides, paratiroides
49 Ovarios/testículos

• Los reflejos de la *glándula pineal* y de la *pituitaria* se encuentran en el pulgar de la zona de la mano que corresponde a la cabeza en general (*véase* pág. 22).

• Los de las *glándulas suprarrenales* están encima del reflejo de los *riñones*.

• Las *tiroides* y las *paratiroides* ocupan una pequeña zona de ambas palmas, apenas más abajo del músculo del pulgar.

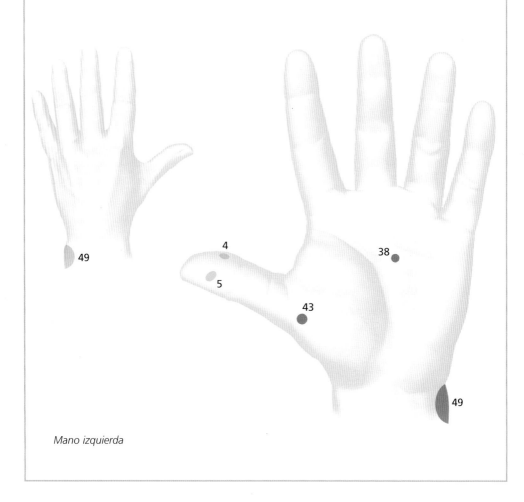

Mano izquierda

Cada una de las glándulas endocrinas secreta unas hormonas particulares, que entran en circulación y estimulan, junto con la sangre, las funciones de un órgano determinado.

A pesar de que el inicio de los importantes descubrimientos y de los estudios relativos a las glándulas endocrinas se remonte a mediados de 1800, su mecanismo de acción todavía no se conoce completamente. Sin embargo, la enorme importancia que tienen esas pequeñas partes de nuestro cuerpo es evidente cuando se constata que una producción desequilibrada de hormonas influye drásticamente en el funcionamiento armonioso del organismo en su totalidad.

4

38

49

5

43

49

Mano derecha

41

APARATO GENITAL FEMENINO Y MASCULINO

49 Ovarios/testículos
50 Zona pélvica
51 Útero/próstata
58 Seno
61 Tubas uterinas/canales deferentes

• Excepto el reflejo de los pechos, que se encuentra en el dorso de la mano en una zona bastante amplia, debajo del dedo corazón, el resto de los reflejos del aparato genital se concentra alrededor de la muñeca.

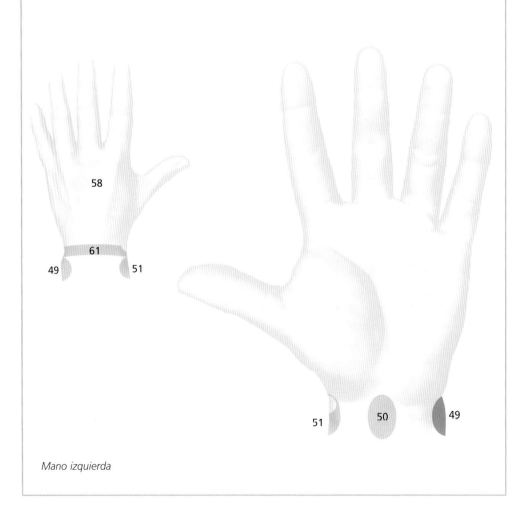

Mano izquierda

Para las mujeres que sufren menstruaciones dolorosas es interesante saber que pueden aliviar ese inconveniente de manera «suave» y eficaz.

De hecho, ¿a quién le parece extraño que una chica en la escuela o una empleada de una oficina se dé un masaje en la parte externa de la muñeca? Tal vez una compañera o una colega curiosa se podrá beneficiar también de ello.

También hay que tener en cuenta que un masaje regular en los reflejos de ese aparato ayuda a mantener jóvenes y vigorosos tanto a las mujeres como a los hombres.

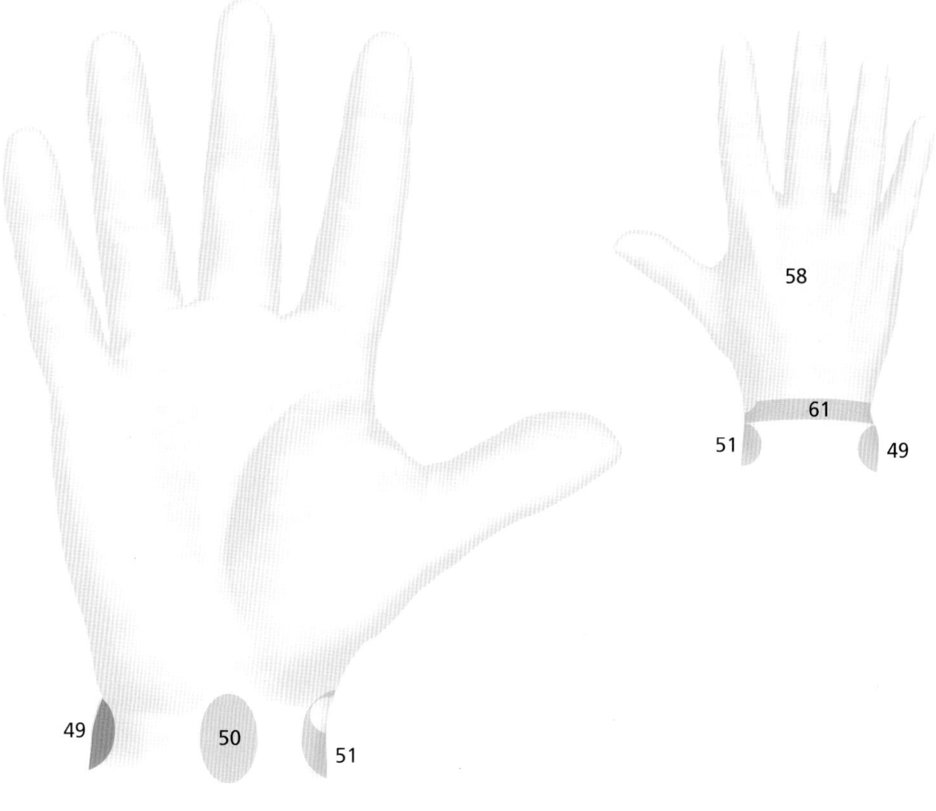

58

61

51

49

49

50

51

Mano derecha

ÓRGANOS SENSORIALES

8 Nariz
9 Ojo
10 Oído
11 Oído interno
54 Nariz interna

• El reflejo de la *nariz* se encuentra en el borde interno de la primera falange del pulgar, y el de la *nariz interna* en el punto correspondiente más externo.

• Los reflejos de los ojos y de los oídos están en la base y en la primera falange de los otros dedos: el índice y el corazón para los ojos, y el anular y el meñique para los oídos. El oído interno se refleja en una pequeña zona situada entre el corazón y el anular.

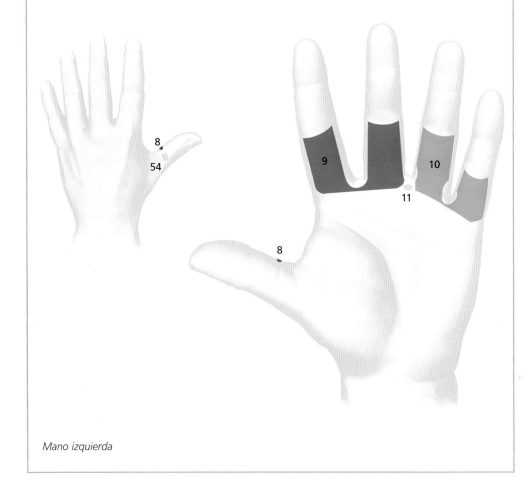

Mano izquierda

En nuestra sociedad, sometida a ritmos de trabajo y condiciones de vida muy estresantes, los problemas de visión y de sordera están sufriendo un constante aumento.

Uno mismo puede realizarse un masaje en la mano en los puntos correspondientes a los ojos y a los oídos en los momentos de descanso: mientras veis la televisión, por ejemplo, una ocupación seguramente no curativa para la visión y la audición, podéis llevar a cabo un «plan de recuperación» y masajear las manos mientras estén momentáneamente inactivas.

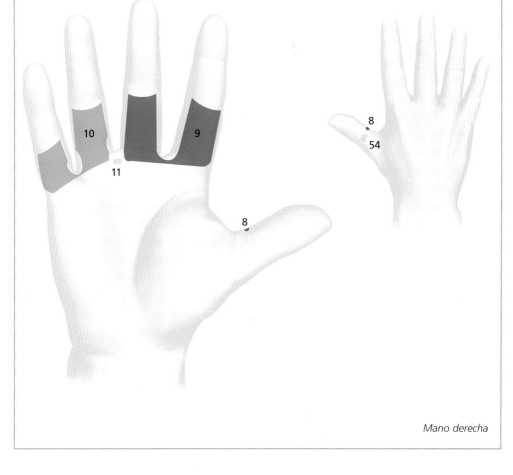

Mano derecha

ARTICULACIONES Y EXTREMIDADES

15 Trapecio
16 Hombro, muñeca
17 Brazo
18 Codo, rodilla
19 Pierna
20 Tobillo, cadera

• El reflejo del *trapecio* (importante múscu-lo de la espalda que permite el movimiento del hombro y de la cabeza) ocupa una zo-na larga y estrecha inmediatamente por debajo de la articulación de las primeras fa-langes.

• Los reflejos de las *articulaciones*, de par en par y de brazo a pierna, se encuentran justo en el borde externo de la mano.

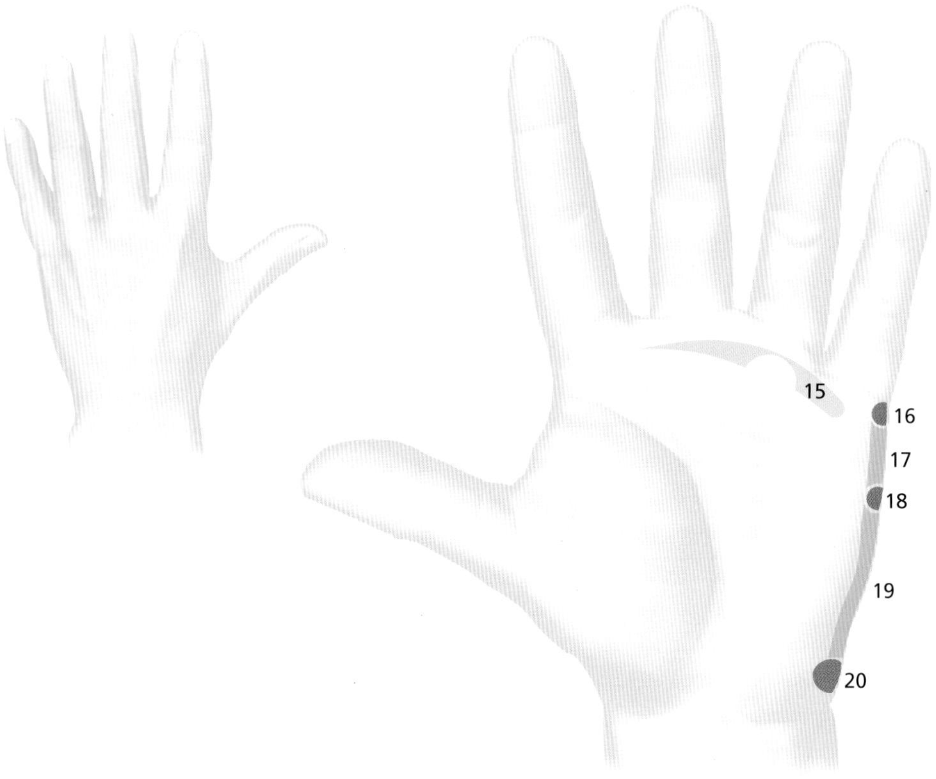

15
16
17
18
19
20

Mano izquierda

Hay que tener en cuenta también las correspondencias entre las extremidades y el vínculo existente entre todas las articulaciones. Por ejemplo, un problema del hombro puede estar relacionado con otro relativo a la cadera. También hay correspondencias entre las articulaciones y las extremidades con los órganos internos: por ejemplo, un trastorno del colon se puede manifestar con un dolor en el codo o en el antebrazo.

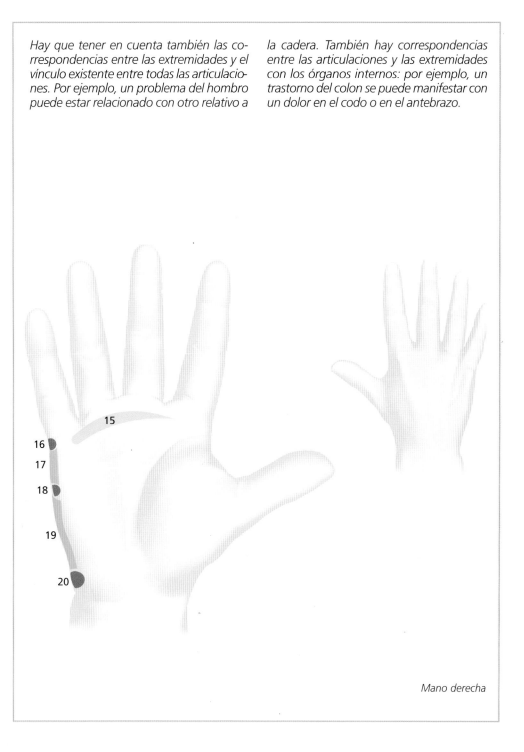

Mano derecha

Dónde masajear en caso de...

El máximo valor del masaje reside en su sencillez y en el hecho de ser un medio que cualquiera puede aplicar sin nociones médicas y sin los riesgos que, a menudo, comporta la autocuración.

La experiencia nos enseña, de hecho, que la primera indicación que se debe seguir, la más sencilla y también la única, es la respuesta dolorosa a la presión sobre determinados puntos de las manos. No hace falta hacer nada más que masajear allí donde exista dolor.

Un diagnóstico «inmediato»

Este sistema para un diagnóstico es inmediato: encontrar los reflejos x, y y z alterados significa hallar la enfermedad que realmente aflige a la persona. Sin lugar a dudas, podemos decir que aplicar el correcto tratamiento a esos reflejos hasta recuperar la normalidad equivale a encontrar la intervención correcta para proceder a la erradicación del dolor.

La enfermedad, así como la salud, se caracterizan por una especie de dinamismo que a menudo dificulta su estudio y su tratamiento.

La mayoría de los sistemas diagnósticos y terapéuticos a nuestro alcance no son inmediatos (análisis, radiografías, atribución de nombres a las diferentes patologías, terapias que raramente consideran los componentes espacio-temporales e individuales del trastorno, etcétera); se podrían definir, por tanto, como «abstracciones teóricas» o el resultado de esas abstracciones.

En el masaje, al contrario, podemos saber siempre el estado del organismo sin la dificultad de tener que interpretar los datos y sin el riesgo de los frecuentes errores en la interpretación, lo que permite actuar de inmediato. Es más: el efecto de esa intervención se puede observar con la misma rapidez en los mismos reflejos. Si la salud del organismo cambia, también lo hacen los reflejos, y eso ocurre en perfecta sincronía.

En otras palabras, quien practica la reflexología no tiene que hacerse muchas preguntas frente a un estado físico o psíquico alterado, sino buscar las correspondientes relaciones de reflexología y trabajar con empeño hasta la desaparición de esas alteraciones. Podéis estar seguros de que el correspondiente trastorno físico desaparecerá. En ciertos casos, se precisará poco tiempo, mientras que en otros tendréis que perseverar, pero ¡valdrá la pena!

¡Una relación únicamente indicativa!

Dicho eso, es evidente que una enumeración de enfermedades relativas a los correspondientes reflejos que deben tratarse se puede considerar únicamente indicativa; hay que utilizarla, por tanto, dejando que sean la mano... y los resultados los que nos guíen.

La siguiente relación no se basa, de hecho, en unos principios absolutos, sino que se ha creado a partir de unos criterios reconocidos y válidos que, si se asimilan correctamente, permiten una utilización siempre más amplia y consciente del masaje zonal.

Este libro no se orientará específicamente a la teoría; diremos únicamente que los criterios se han podido definir aproximando el masaje zonal a los conceptos básicos de la medicina china; quien quiera profundizar en ese aspecto podrá hacerlo consultando la bibliografía especializada.

No hay que olvidar que la reflexología no se ocupa de las enfermedades: éstas existen únicamente en la medida en la que existe el enfermo, el ser individual cuyas reacciones frente a un estado patológico serán siempre diferentes y, es obvio decirlo, *sui generis*. Eso no excluye que los mismos órganos puedan estar implicados.

La reflexología, aplicada a las manos o a los pies, considera a cada persona en su globalidad y unicidad, aunque puntualmente pueda ser sintomática y efectiva como medio de «urgencia».

Ya dicho todo lo que tenía que decir, ahora, a trabajar: en este caso «mano sobre mano» no será de ninguna manera sinónimo de pereza.

LOS PRINCIPALES TRASTORNOS

A

Abscesos: zona correspondiente a la parte afectada; **12**, **13**, **42**, **60** sistema linfático

Accidentes: zona correspondiente a la parte afectada; **37** riñón

Acné: de **31** al **34** intestino grueso; **21** pulmones; **37** riñones; **38** glándulas suprarrenales; **4**, **5**, **43**, **49** sistema hormonal; zona correspondiente a la parte afectada, por lo general la cara y los hombros

Adelgazamiento: si es debido a una hiperfunción de las tiroides **5** glándula pituitaria; **43** tiroides

Afasia: **37** riñón; **41** corazón; **55** garganta; **1** cabeza

Agorafobia: **37** riñón; **39** uréter; **40** vejiga; del **23** al **36** aparato digestivo; **1** cabeza en general; **11** oído interno

Agotamiento: **37** riñón; **42** bazo; **25** páncreas; **26** hígado; **23** estómago

Alergias: **37** riñón; **39** uréter; **40** vejiga; **38** glándulas suprarrenales; **43** paratiroides; **30** válvula ileocecal

Alergias respiratorias: **21** pulmones; de **31** a **34** intestino; **37** riñón; **8** nariz; **56** bronquios

Amenorrea: de **49** al **51** aparato genital; **4**, **5**, **43**, **49** sistema hormonal; **37** riñón; **38** glándulas suprarrenales

Amigdalitis: **14** amígdalas; **55** garganta; **12**, **13**, **42**, **60** sistema linfático; **37** riñón

Anemia: **42** bazo; **25** páncreas; **26** hígado; **37** riñón; de **23** a **36** aparato digestivo

Anemia por deficiencia de hierro: **26** hígado; **42** bazo; **4**, **5**, **43**, **49** sistema hormonal; **23** estómago; **28** intestino delgado

Angina de pecho: **41** corazón; **59** circulación, presión; **22** plexo solar, diafragma

Anginas: **55** laringe; **14** amígdalas; **37** riñón

Ano, comezón en el: **36** ano; de **31** a **34** colon; **26** hígado

Apendicitis: **29** apéndice, reflejo palmar y dorsal; de **31** a **34** colon; **13** cavidad abdominal. Si el dolor persiste o retorna, hay que consultar al médico; masajear sin miedo mientras se espera su llegada.

Apetito, falta de: **26** hígado; **42** bazo; **25** páncreas; **23** estómago; de **28** a **34** intestino

Artritis y Artrosis: **37** riñón; **38** glándulas suprarrenales; **42** bazo; zona correspondiente a la parte afectada

Asma: **21** pulmones; **56** bronquios; de **31** a **34** colon; **37** riñón; en presencia de catarro: **42** bazo

Atrofia muscular: **26** hígado; **42** bazo; **37** riñón; de **44** a **47** columna vertebral

B

Basedow, enfermedad de: **5** glándula pituitaria; **43** tiroides

Bocio: **37** riñón; **4**, **5**, **43**, **49** sistema hormonal

Brazos, dolores de los: **6** nuca; zona correspondiente de la pierna

Bronquitis: **21** pulmones; **56** bronquios; de **31** al **34** colon; **38** glándulas suprarrenales

C

Cabello, caída del: **37** riñón; **40** vejiga; de **31** a **34** colon; **21** pulmones

Cadera, dolores: **20** cadera; **16** hombro; **47** vértebras del sacro; **37** riñón; **27** vesícula biliar

Calambres en las piernas: **26** hígado; **37** riñón; **19** pierna

Calcio, carencia de: **37** riñón; **43** paratiroides

Cálculos de la vesícula biliar: **24** duodeno; **27** vesícula biliar

Cálculos del riñón y de la vejiga: **61** canales deferentes; **40** vejiga; **39** uréter; **37** riñón. En caso de cólico debido a los cálculos, en general un buen masaje de unos 30 minutos permite superar la fase aguda. En ciertos casos se puede también estimular el órgano para que elimine los cálculos; si ése es el fin, masajea con prudencia en los puntos indicados actuando en una sola mano.

Calores: *véase Menopausia, trastornos relacionados con la*

Cáncer: en las enfermedades graves como ésta no tiene sentido proporcionar indicaciones específicas: es impensable alcanzar la curación únicamente con el masaje. Puede, sin embargo, ser útil por lo menos para aliviar los dolores. Hay que actuar sobre el órgano afectado.

Celulitis: **37** riñón; **38** glándulas suprarrenales; **42** bazo; **4**, **5**, **43**, **49** sistema hormonal; zona correspondiente de la parte afectada

Ciática: **37** riñón; **39** uréter; **46** vértebras lumbares; **47** vértebras del sacro; **48** nervio ciático

Circulación: **59** circulación; **41** corazón; **26** hígado

Cistitis: **40** vejiga; **39** uréter; **37** riñón; **47** vértebras del sacro, coxis

Codo, dolores del: **18** codo, rodillas; **42** bazo

Colitis: **52** boca; **22** plexo solar; del **23** al **36** aparato digestivo

Columna vertebral, dolores en la: zona correspondiente al lugar dolorido de la columna; **37** riñón

Conjuntivitis: **9** ojos; **26** hígado; **27** vesícula biliar

Corazón, trastornos del: **41** corazón; **59** circulación, presión; **28** intestino delgado; **45** vértebras dorsales

Coxis, dolores del: **47** vértebras del sacro, coxis; **44** vértebras cervicales; **37** riñón; **50** zona pélvica

Crecimiento, trastornos del: **37** riñón; **26** hígado; **4**, **5**, **43**, **49**, sistema hormonal

D

Delgadez: *véase* también *Adelgazamiento*; además **26** hígado; **42** bazo; **37** riñón; **4** glándula pineal; **49** ovarios, testículos

Desmayo: **37** riñón; **38** glándulas suprarrenales. Masajear profusamente.

Diabetes: **42** bazo; **25** páncreas; **26** hígado; **23** estómago; **45** vértebras dorsales

Diarrea: véase Colitis; además: **42** bazo; **38** glándulas suprarrenales

Dientes, dolores de los: **53** dientes, mandíbulas; **37** riñón. Aplicar durante unos segundos una presión muy intensa en la zona de reflejo.

Dientes, problemas de los (abscesos, dificultad de adaptación a la prótesis, gengivitis, estomatitis): **52** boca; **53** dientes, mandíbulas

Disentería: véase *Diarrea*

Dolor de cabeza: véase también *Migraña*: **1** cabeza; **28** intestino

E

Eczema: **37** riñón; de **31** a **33** colon; **21** pulmones. Estas indicaciones sirven para todas las enfermedades de la piel. Masajear.

Edemas: **37** riñón; **38** glándulas suprarrenales; **40** vejiga; **41** corazón; **59** circulación, presión; **12**, **13**, **42**, **60** sistema linfático

Embolia: véase *Lesiones cerebrales*

Enuresis: **37** riñón; **39** uréter; **40** vejiga

Epilepsia: **1** cabeza en general; de **44** a **47** columna vertebral; **37** riñón; **28** intestino delgado

Equilibrio: **37** riñón; **11** oído interno; **44** vértebras cervicales; **26** hígado

Esclerosis múltiple: **37** riñón; **40** vejiga; de **44** a **47** columna vertebral; **1** cabeza en general

Escoliosis: de **44** a **47** columna vertebral; **37** riñón; **42** bazo; **26** hígado

Esterilidad: **37** riñón; **49**, **50**, **51** aparato genital; **4**, **5**, **43** sistema hormonal

Estómago, trastornos del: de **23** a **36** aparato digestivo, insistiendo en **23** estómago

Estomatitis: de **23** al **36** aparato digestivo, insistiendo en **52** boca y **28** intestino delgado

Estrabismo: **9** ojos; **26** hígado; **44** vértebras cervicales; **1** cabeza

Estreñimiento: de **23** al **36** aparato digestivo

Eyaculación precoz: **49**, **50**, **51** aparato genital; **37** riñón; **41** corazón

F

Faringitis: **54** nariz interna; **55** garganta; **56** bronquios; **21** pulmones, bronquios

Fiebre: **42** bazo; **26** hígado; **37** riñón; **38** glándulas suprarrenales; **4**, **5**, **43**, **49** sistema hormonal

Fiebre del heno: **37** riñón; **38** glándulas suprarrenales; **56** bronquios; **21** pulmones, bronquios; de **31** al **34** colon; **8** nariz

Fracturas: zona correspondiente a la parte afectada; **37** riñón; **38** glándulas suprarrenales

Frigidez femenina: **37** riñón; **26** hígado; **49** ovarios; **51** útero; **4**, **5**, **43** sistema hormonal

G

Garganta, trastornos de la: **55** garganta; **14** amígdalas; **37** riñón; **41** corazón; **21**, **55**, **56** aparato respiratorio

Genitales, trastornos: **37** riñón; **26** hígado; **49** ovarios, testículos; **51** útero, próstata; **61** tubas uterinas, canales deferentes; **50** zona pélvica

Gingivitis: véase *Dientes*

Glándulas, hinchazón de las: **12**, **13**, **60** sistema linfático; **42** bazo

Glaucoma: **9** ojos; **26** hígado; **37** riñón

Gota: **20** pie; **37** riñón; **38** glándulas suprarrenales

Gripe: **37** riñón; **42** bazo; **21 56** aparato respiratorio

H

Halitosis: **23** estómago; **28** intestino delgado; de **31** a **34** colon; **21** pulmones

Hematomas: cuando se presentan como tendencia a tener depósitos de sangre subcutáneos frente al mínimo golpe **43** paratiroides

Hematuria (sangre en la orina): **37** riñón; **40** vejiga; **38** glándulas suprarrenales; **26** hígado

Hemiplejía: **1** cabeza en general; en el lado opuesto al afectado, de **44** a **47** columna vertebral; **37** riñón; **26** hígado; **59** circulación, presión

Hemorragia cerebral: véase *Lesiones cerebrales*

Hemorragia nasal: véase *Nariz, sangre de*

Hemorroides: de **30** a **34** colores; **35** recto; **36** ano; **26** hígado; **42** bazo

Hernia discal: zona correspondiente a la parte afectada de la columna vertebral; **37** riñón; **42** bazo

Hernia inguinal: **50** zona pélvica en general; **28** intestino delgado; de **31** a **34** colores

Herpes Zoster: zona correspondiente a la parte afectada; **37** riñón; **26** hígado; **42** bazo

Hígado, trastornos del: **26** hígado; **27** vesícula biliar; **45** vértebras dorsales

Hipersudoración: **37** riñón; **38** glándulas suprarrenales; **4**, **5**, **43**, **49** sistema hormonal; **21** pulmones; **59** circulación, presión

Hipertiroidismo: **37** riñón; **4**, **5**, **49** sistema hormonal; **43** tiroides; **1** cabeza

Hipo: **23** estómago; **22** plexo solar, diafragma

Hombro, dolores del: **16** hombro, muñeca; de **28** al **36** intestino

I

Ictericia: **42** bazo; **26** hígado; **27** vesícula biliar

Impotencia: **37** riñón; **26** hígado; **49** testículos; **51** próstata

Incontinencia urinaria: **37** riñón; **40** vejiga; **50** zona pélvica; **46** vértebras lumbares; **47** vértebras del sacro; **1** cabeza

Infarto: **41** corazón; **59** circulación, presión; **28** intestino delgado; **26** hígado

Infecciosas, enfermedades: **37** riñón; **38** glándulas suprarrenales; **42** bazo; **12**, **13**, **60** sistema linfático en general

Inflamaciones: zona correspondiente a la parte afectada; **37** riñón; **38** glándulas suprarrenales; **42** bazo

Insomnio: **1** cabeza; **37** riñón; **41** corazón; **28** intestino delgado

Intoxicación alimentaria: **23** estómago; **42** bazo; **25** páncreas; **37** riñón; **28** intestino delgado; **26** hígado

L

Laringitis: **55** garganta; **37** riñón; **38** glándulas suprarrenales; **21 56** aparato respiratorio

Lesiones cerebrales: **1** cabeza; **37** riñón; **38** glándulas suprarrenales; **4**, **5**, **43**, **49** sistema hormonal; **59** circulación, presión; zona correspondiente a la parte afectada

Leucorrea: **49**, **50**, **51** aparato genital; **37** riñón; **4**, **5**, **43**, **49** sistema hormonal

Linfáticos, trastornos: **59** circulación, presión; **42** bazo; **37** riñón; **12**, **13**, **60** sistema linfático en general

Lumbago: *véase columna vertebral;* especialmente **46** vértebras lumbares. Verificar las zonas de reflejo de los órganos correspondientes.

M

Manos ardientes: **37** riñón; **41** corazón. Masajear todos los reflejos

Mareo avión, vehículo, mar: **1** cabeza; **6** nuca; **23** estómago

Menisco: *véase Rodillas, dolores de las*

Menopausia, trastornos de la: **37** riñón; **26** hígado; **42** bazo; **49**, **50**, **51** aparato genital; **4**, **5**, **43** sistema hormonal

Menstruaciones dolorosas o irregulares: **50** zona pélvica; **49**, **51** aparato genital; **37** riñón; **26** hígado; **42** bazo. Si las menstruaciones son particularmente abundantes, masajea a lo largo del mes, pero no cuando se tiene la menstruación, ya que eso podría hacer que aumentase debido al estímulo del masaje.

Migraña: **7** cara, trigémino; **1** cráneo; **26** hígado; **27** vesícula biliar; **44** vértebras cervicales; **6** nuca

Musculares, dolores: **26** hígado; **27** vesícula biliar; zona correspondiente a la parte afectada

N

Nariz (sequedad de las mucosas): **8** nariz; **21**, **55**, **56**, **57** aparato respiratorio

Nariz, hemorragia: **8** nariz; **26** hígado

Náuseas: reflejos del aparato digestivo, en particular **23** estómago; **1** cabeza

Nervosismo: **1** cabeza; **37** riñón; **23** estómago; **41** corazón; de **44** a **47** columna vertebral

Neuralgias: **1** cabeza; **7** trigémino

Neuritis: **37** riñón; **38** glándulas suprarrenales; zona correspondiente a la parte afectada

Neurovegetativos, trastornos: **37** riñón; **22** plexo solar, diafragma

Nuca, dolores de la: **6** nuca; de **23** al **36** aparato digestivo; **44** vértebras cervicales; **47** vértebras del sacro, coxis

O

Obesidad: **42** bazo; **37** riñón; **4**, **5**, **43**, **49** sistema hormonal

Ojos, trastornos de los: **9** ojos; **26** hígado; **37** riñón; **49** ovarios, testículos; **44** vértebras cervicales

Oídos, trastornos de los: **37** riñón; **10 11** oídos; **3** senos mastoides; **44** vértebras cervicales

Orzuelo: **9** ojos; **42** bazo; **26** hígado

Otitis externa: **12**, **13**, **42**, **60** sistema linfático en general; **14** amígdalas; **49** ovarios, testículos

P

Pancreatitis: **42** bazo; **25** páncreas; **24** duodeno; **38** glándulas suprarrenales; **27** vesícula biliar

Paperas: *véase Parotiditis*

Parkinson, enfermedad de: **37** riñón; **38** glándulas suprarrenales; **26** hígado; **42** bazo; de **44** al **47** columna vertebral; de **23** al **36** aparato digestivo

Periodontitis: **53** dientes, mandíbulas; de **23** a **36** aparato digestivo; **37** riñón

Piel, erupciones de la: **37** riñón; **38** glándulas suprarrenales; de **23** a **36** aparato digestivo

Piernas, hinchazón de las: **37** riñón; **40** vejiga; **57** circulación, presión; **12**, **13**, **42**, **60** sistema linfático

Piernas, úlceras de las: **37** riñón; **39** uréter; **40** vejiga; **23** estómago; **26** hígado; **27** vesícula biliar; de **28** al **36** intestino grueso y delgado; zona correspondiente al brazo

Pies y/o *Tobillos*: mano y/o muñeca correspondiente si el dolor es recurrente; para el pie derecho **26** hígado; para el pie izquierdo **42** bazo

Pies ardientes: **37** riñón. Masajear todos los reflejos.

Pulmonía: **56** bronquios; **21** pulmones, bronquios; **37** riñón; **38** glándulas suprarrenales; **12** sistema linfático superior

Presión sanguínea: tanto para hipertensión como para hipotensión **41** corazón; **59** circulación, presión; **37** riñón

Prolapso rectal: **42** bazo; de **23** al **36** aparato digestivo; insistir sobre todo en los puntos de **31** al **33** colon; **35** recto; **36** ano

Próstata, trastornos de la: **51** próstata; **49** testículos; **40** vejiga; **37** riñón; **50** zona pélvica

Punzadas en el costado izquierdo: **42** bazo

Q

Quemaduras: zona correspondiente de la parte afectada; **37** riñón; **38** glándulas suprarrenales; **39** uréter; **40** vejiga; **43** paratiroides; **12**, **13**, **42**, **60** sistema linfático

Quistes: **12**, **13**, **42**, **60** sistema linfático; zona correspondiente a la parte afectada; en caso de quiste ovárico también **5** glándula pituitaria

R

Recto, trastornos: *véase* también *Prolapso rectal*; además: **46** vértebras lumbares; **47** vértebras del sacro, coxis

Resfriado: **8** nariz; **21**, **55**, **56**, **57** aparato respiratorio; **12** sistema linfático superior; **37** riñón; **38** glándulas suprarrenales

Respiración, dificultad de: **21**, **55**, **56**, **57** aparato respiratorio; **41** corazón; **59** circulación, presión; **22** plexo solar, diafragma; **28** intestino delgado

Reumatismo: **37** riñón; **38** glándulas supra-rrenales; **42** bazo; zona correspondiente a la parte afectada

Riñón, trastornos en el: **37** riñón; **38** glándu-las suprarrenales; **40** vejiga; **45** vértebras dorsales; **46** vértebras lumbares

Rodillas, dolores de las: **18** codo, rodillas; **42** bazo

Ronquera: **55** garganta; **37** riñón; **41** corazón

S

Salpingitis: **37** riñón; de **49** a **51** aparato ge-nital; **26** hígado; **46** vértebras lumbares; **47** vértebras del sacro, coxis

Sangre en la orina: *véase Hematuria*

Sangre, envenenamiento de la: **42** bazo; **37** riñón; **26** hígado; **12**, **13**, **42**, **60** sistema linfático

Sangre por la nariz: *véase Hemorragia nasal*

Seno, ascesso en el: **58** seno; **37** riñón; **38** glán-dulas suprarrenales; **23** estómago, **45** vér-tebras dorsales

Sinusitis: **8** nariz; **2** senos frontales; **21** y de **54** a **57** aparato respiratorio; **12** sistema linfático superior

T

Tendinitis: zona correspondiente a la articula-ción dolorida: brazo por pierna y vicever-sa; **26** hígado

Tos: **21** pulmones, bronquios; **56** bronquios. en caso de tos seca: también **42** bazo

Trombosis: *véase Lesiones cerebrales*

Tumor: *véase* también *Cáncer*; además **42** ba-zo; **37** riñón; **12**, **13**, **42**, **60** sistema linfá-tico

U

Úlcera de estómago: *véase Estómago, tras-tornos del*

Úlcera en el duodeno: de **23** al **36** aparato digestivo, insistiendo en **24** duodeno

Útero, problemas del (prolapso y otras afec-ciones): **49**, **50**, **51** aparato genital; **37** ri-ñón; **24** hígado

V

Vaginitis: **26** hígado; **49**, **50**, **51** aparato ge-nital

Varices: **26** hígado; **12**, **13**, **42**, **60** sistema linfático; **59** circulación, presión

Vejiga, trastornos de la: **40** vejiga; **37** riñón; **50** zona pélvica

Vértigos: **37** riñón; **26** hígado; **27** vesícula bi-liar; **11** oído interno

Vientre, dolores de: **13** cavidad addominal; **50** zona pélvica; de **23** al **36** aparato di-gestivo; **41** corazón; **37** riñón

Vómito: de **23** a **36** aparato digestivo, insis-tendo en **23** estómago y **42** bazo

---

Unas puntualizaciones finales

Para acabar este capítulo, es importante in-sistir en dos puntos importantes.

• El primero concierne al tratamiento de los pacientes que padecen enfermedades muy graves. En la voz *Cáncer* ya comentamos que la reflexología no tiene la intención de propo-nerse como una poderosa solución capaz de resolver por sí sola los problemas vinculados con enfermedades de esa gravedad. No obs-tante, la experiencia nos ha demostrado en muchas ocasiones la eficacia y, en todo caso, la inocuidad de esta técnica, así que nos atre-vemos a aconsejarla como complemento a las posibles intervenciones curativas.

• El segundo punto está relacionado con la alimentación, de la que ya hemos hablado brevemente en el apartado que trataba el aparato digestivo.

Es obvio que nadie puede, razonablemente, esperar unos resultados idóneos con la aplicación de cualquier método terapéutico, si se aborda el problema de la salud sin tener en cuenta el factor de la alimentación. Es insensato pensar en hacer que un vehículo funcione (una analogía utilizada a menudo, aunque inadecuada) si el depósito se llena con alcohol en lugar de con gasolina.

Sin embargo, no se presta la suficiente atención a la importancia de la elección del «combustible» que se ingiere en forma de alimento, sin tener en cuenta las verdaderas exigencias de nuestro cuerpo y del equilibrio que necesitamos respetar para mantenerlo y reconducirlo hacia la buena salud.

A este respecto, me gustaría recordar dos principios fundamentales que se hallan en la base de las enseñanzas hipocráticas y que, a mi parecer, el arte de la reflexología respeta fielmente. Hipócrates, que vivió en el siglo IV a. C., recomendaba: *Primium non nocere*, lo primero es no dañar: el masaje zonal cumple por completo con esta exigencia. También invitaba a confiar en la *vise medicatrix Naturae*, la fuerza sanadora de la naturaleza, implícita en el hombre, de la que forma parte. Esa fuerza es la única panacea verdadera de todos los males; el masaje zonal actúa de esa manera, activando en el paciente ese recurso innato, ayudándole a recuperar la salud y el bienestar por sus propios medios.

FICHAS PRÁCTICAS
PARA LA OBSERVACIÓN Y EL TRATAMIENTO

Las siguientes páginas están pensadas para las anotaciones; de esta manera tendréis una documentación, de un tratamiento al otro, de vuestras observaciones (puntos dolorosos, señales particulares, trastornos padecidos…), de los tratamientos usados (qué puntos, durante cuánto tiempo, con qué sensaciones…), de los resultados obtenidos, etcétera.

Una buena sugerencia es fotocopiar estas páginas y trabajar con las fotocopias.

Así podréis reproducir estas fichas según la necesidad (por ejemplo, realizar para vosotros una cada mes, o una diferente por cada persona que queréis tratar y seguir, etcétera).

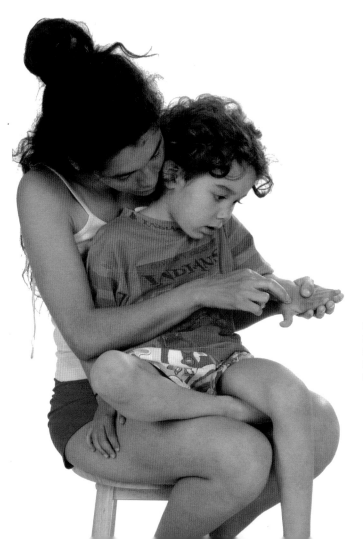

Cuando tratáis a los niños, también podéis sentarlos cómodamente en vuestro regazo: el masaje resultará así aún más calmante.

Fecha

Nombre y apelllido

Dirección

Tel

Observaciones

Tratamiento

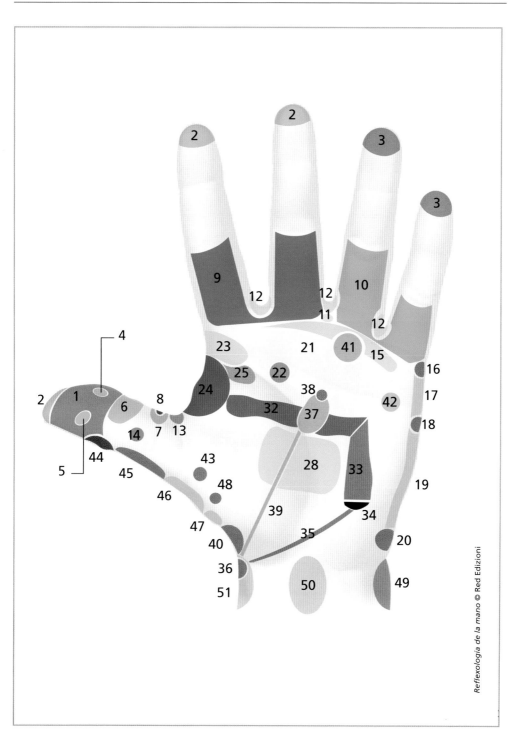

Reflexología de la mano © Red Edizioni

Fecha _____

Nombre y apelllido _____

Dirección _____

Tel _____

Observaciones _____

_____

_____

_____

Tratamiento _____

_____

_____

_____

_____

_____

_____

_____

_____

_____

_____

_____

_____

_____

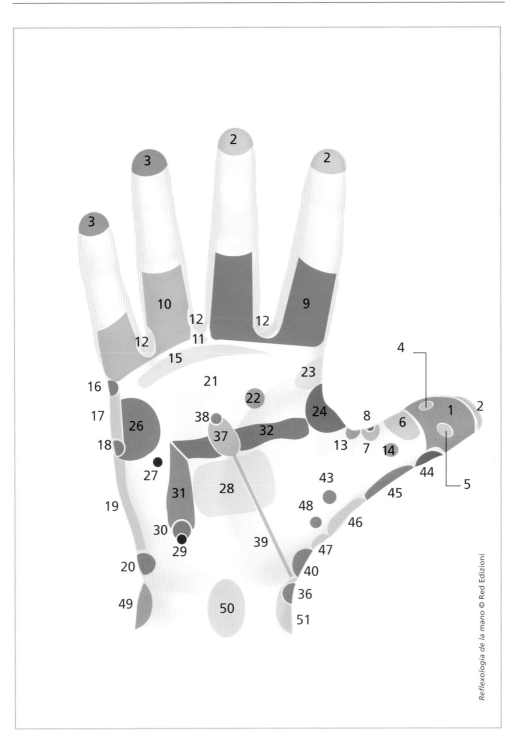

Reflexología de la mano © Red Edizioni

Fecha

Nombre y apelllido

Dirección

Tel

Observaciones

Tratamiento

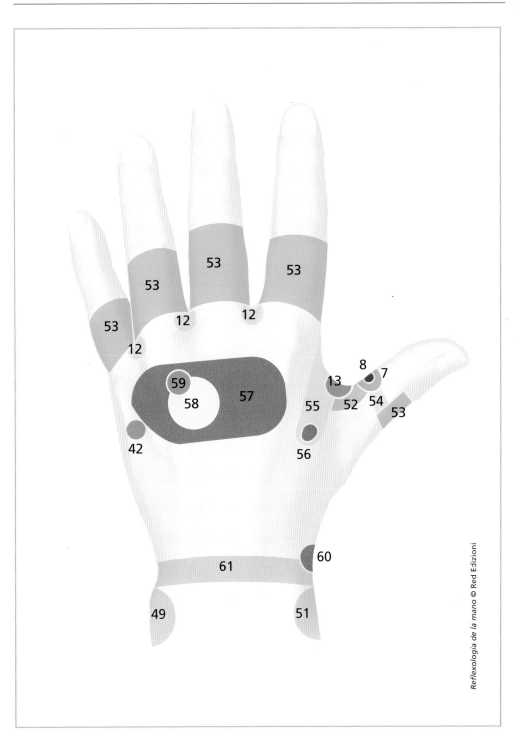

Reflexología de la mano © Red Edizioni

Fecha

Nombre y apelllido

Dirección

Tel

Observaciones

Tratamiento

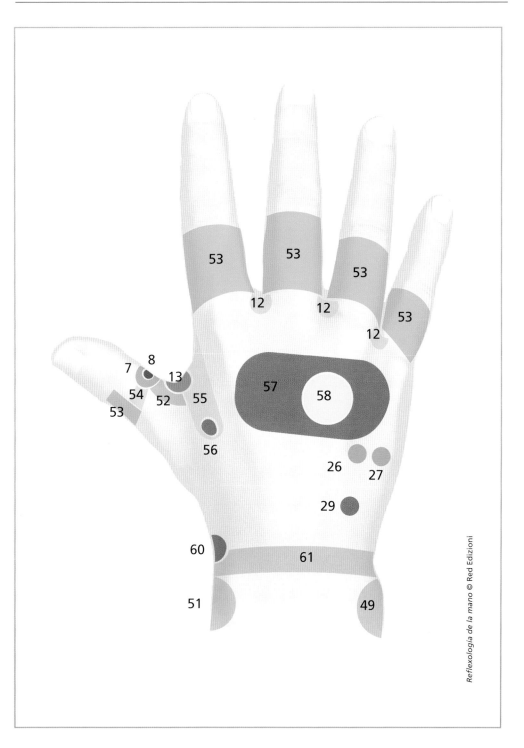

APÉNDICES

De la metamorfosis y la terapia prenatal a la técnica metamórfica

El tratamiento del masaje de la mano no sería completo si dejáramos de mencionar la importante contribución del inglés Robert St. John (1914-1992), con la creación de un nuevo método de curación y autocuración, basado en la reflexología.

Las observaciones y la obra de Robert St. John

La metamorfosis es fruto del estudio y de las intuiciones geniales de Robert St. John, un naturópata inglés que, al trabajar como terapeuta de reflexología, había advertido que los puntos indicados en los mapas disponibles no se correspondían exactamente con lo que iba descubriendo, de manera que decidió trazar un nuevo mapa que tuviera en cuenta sus constataciones. La observación de las correspondencias entre las condiciones de la piel de los pies y determinadas características psicológicas de los pacientes le condujo a investigar más allá del aspecto físico del paciente y a intuir que el pie revelaba no solamente las condiciones físicas, sino también las actitudes emotivas y mentales de la persona, y que en el reflejo de la columna vertebral se podía averiguar la vida prenatal del individuo, el período de la gestación, durante el cual se forma no sólo el cuerpo, sino también todas las características, actitudes y tendencias de la persona.

El método se llamó inicialmente *terapia prenatal*, porque intentaba liberar los «bloqueos del tiempo» que se habían verificado durante el período de la gestación. Además de los pies, St. John descubrió el reflejo de la columna vertebral en las manos y en la cabeza.

La esencia del ser humano

La cabeza, las manos y los pies se configuran así como un «microcosmos» que reflejan el «macrocosmo» de nuestro cuerpo. También constituyen los medios para la aplicación concreta de los tres principios fundamentales, ya conocidos por los antiguos chinos, alrededor de los cuales opera la esencia del ser humano: *pensamiento, acción* y *movimiento*, las funciones que nos permiten interactuar. Robert St. John descubrió que es suficiente un ligero masaje en el reflejo de la columna vertebral para entrar en contacto (a un nivel más allá de la materia, del tiempo y del espacio) con el período formativo de la gestación y, por tanto, actuar en los bloqueos que las diversas influencias presentes en aquel determinado período han contribuido a crear.

Este revolucionario descubrimiento guió a St. John en el desarrollo del método que al comienzo bautizó como *terapia prenatal* o *metamorfosis*, nombre que describe mejor su característica fundamental como poderosa ayuda en el proceso del cambio, y, además, evita la confusión con los sistemas y las técnicas dirigidas principalmente a la preparación al parto.

Su texto *Metamorphosis. A Textbook on Prenatal Therapy* (Metamorfosis. Libro de texto sobre la terapia prenatal) dio a conocer al público inglés el pensamiento de St. John y sus aplicaciones.

Uno de sus discípulos, Gaston Saint-Pierre, proporcionó una forma especialmente práctica a los descubrimientos de St. John en su libro *The Methamorphic Technique* (*véase* Bibliografía). Mencionamos una parte: «[Ese método] se puede describir como un simple acercamiento a la autocuración y al crecimiento creativo. La transformación es un proceso continuo en la naturaleza, de la semilla a la planta, del espermatozoide y el óvulo a la criatura humana. Se necesitan dos condiciones: un ambiente apto y la energía. Del mismo modo que la tierra y la humedad

La técnica metamórfica

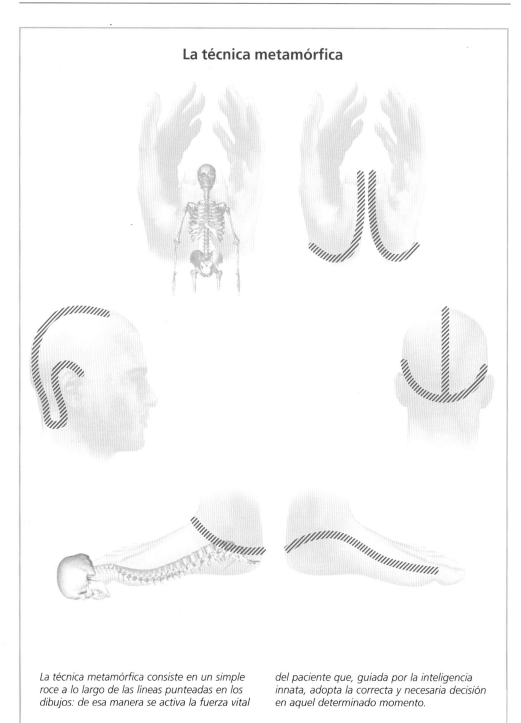

La técnica metamórfica consiste en un simple roce a lo largo de las líneas punteadas en los dibujos: de esa manera se activa la fuerza vital del paciente que, guiada por la inteligencia innata, adopta la correcta y necesaria decisión en aquel determinado momento.

ayudan al crecimiento de la semilla, el practicante de la técnica metamórfica actúa como catalizador, y la energía (la fuerza vital innata en el paciente) se despierta y cumple con el trabajo de metamorfosis, de transformación de lo que una persona es y lo que puede ser». De esto se puede deducir cuál es la función del practicante en ese trabajo: tiene que ser un catalizador, presente, pero imperturbable. La fuerza vital del paciente, guiada por su innata inteligencia, se moverá en la dirección correcta y adecuada para actualizar su potencial. St. John añade: «No hacen falta habilidades especiales para practicar esa técnica: es suficiente una actitud que permita al paciente cambiar en total libertad de la manera más correcta».

El método

La ilustración de la pág. 70 muestra la correspondencia entre el cuerpo humano y los dos pulgares juntos, así como el recorrido que tiene que realizar el masajista en la mano del paciente con un ligero roce desde el ángulo superior de la uña del pulgar hasta la parte superior de la muñeca. Observa también las indicaciones relativas al pie y la cabeza.

El tratamiento, que tiene gran efecto relajante, puede durar hasta unos diez minutos, o incluso más; se puede hacer cada día y varias veces si es necesario.

Quién se puede beneficiar de la técnica metamórfica

La respuesta es: «Todos, ¡grandes y pequeños!». Este trabajo, por su sencillez, ha tenido unos resultados extraordinarios en el tratamiento de niños minusválidos, porque el estímulo hacia el proceso de cambio y de crecimiento permite la recuperación de las funciones alteradas. Cuanto más pequeños son los niños, mayor es la probabilidad de mejoría.

La experiencia de muchos años en la utilización de ese método ha demostrado que el trabajo en la mano puede ser de gran ayuda durante el embarazo y también durante los dolores del parto, cuando se necesita desbloquear la reducción de velocidad. Muchas mamás que han confiado totalmente en el método durante el embarazo han tenido partos más fáciles, rápidos y no traumáticos, y se ha comprobado que los recién nacidos eran más alegres y estaban más tranquilos.

El principio contenido en la metamorfosis considera al hombre como una totalidad, el hombre tal como es, sin demorarse en los síntomas específicos, lo cual significa que en la práctica es un método adecuado a todas las personas que, independientemente de su salud, sienten el deseo de mejorar y de cambiar.

Tenemos a disposición un método poderoso para personas de todas las edades, que gocen de buena salud o que estén enfermas: el tratamiento de la mano, en estas últimas, está especialmente indicado si se encuentran en un hospital, porque se puede practicar sin molestar al paciente ni al entorno. Después de todo, acariciar la mano de una persona enferma ¡no va en contra de ninguna regla conocida!

Se puede alternar el masaje de las manos con el de la cabeza o de los pies. El tratamiento de las manos y de la cabeza suelen producir los efectos más impactantes, pero menos duraderos que el masaje practicado en los pies.

La técnica metamórfica, al poder ser practicada por cualquier persona, puede llevarse a cabo en familia: de hecho, la ayuda recíproca permite el cambio que se verifica en cada uno de nosotros al reflejarse en sintonía con el cambio colectivo.

Bibliografía

El masaje zonal de la mano y la reflexología

M. Carter *Hand Reflexology: Key to Perfect Health*, Parker Publishing Co., West Nyack, Nueva York.

Este texto constituye la exposición tal vez más completa sobre el masaje zonal de la mano, y forma parte de una trilogía que incluye otros libros de la misma autora relativos al masaje zonal de los pies y del cuerpo. Enriquecido con ilustraciones preciosas para mostrar los puntos que deben tratarse, contiene también un amplio repertorio de casos clínicos que documentan los beneficios obtenidos con el masaje zonal.

Un libro, sin duda, «histórico» del que no nos podemos olvidar es el siguiente:

W. H. Fitzgerald; E. Bowers *Zone Therapy*. G. S. White *Zone Therapy*, Mokelumne Hill, California, USA.

Este libro contiene el libro original de Fitzgerald y Bowers, publicado por primera vez en el año 1916, así como un curso de 6 conferencias de G. S. White para médicos.

Otro buen texto es:

K. e B. Kunz *Reflexología de pies y manos: una guía de autoayuda para múltiples dolencias,* Editorial Edaf D. L., Madrid, 1990.

El fin de este libro es «extraer conclusiones sobre el funcionamiento del cuerpo y utilizarlas para reducir el estrés y conservar la energía». El volumen es rico en consejos y dibujos.

Para quien quiera ampliar su conocimiento de los principios generales de la reflexología más allá del masaje zonal de la mano, en un acercamiento conjunto de terapias orientales y occidentales, aconsejamos:

J. M. Gleditsch *Riflessoterapie*, Red Edizioni, Milán.

Los siguientes textos tratan sobre la reflexología de los pies:

C. B. Erede *Masaje zonal del pie*, Editorial Ibis, Barcelona, 1997.

Un manual ameno y completo; el primero, en su edición de 1979, fue publicado en Italia. Versa sobre el acercamiento al antiguo arte de oriental de curación y autocuración, entonces desconocido.

A. Grinberg *Reflexología Holística*, Editorial Bellaterra D. L., Barcelona, 1990.

El primer manual profesional de masaje zonal con un enfoque holístico.

E. Buzzacchi *Masaje Zonal en vídeo*, Ediciones Ibis D. L., Barcelona, 1992.

Un DVD y un manual ilustrado para aprender el masaje zonal del pie.

Para consultas rápidas, aconsejamos dos mapas publicados por Red Edizioni, Milán.

Mappa per il massaggio zonale del pie (Mapa para el masaje zonal del pie).
Mappa per il massaggio zonale della mano (Mapa para el masaje zonal de la mano).

La técnica metamórfica

Citamos dos libros fundamentales para profundizar en el conocimiento sobre la técnica metamórfica, que hemos mencionado en Apéndices.

R. St. John *Libro de texto sobre la terapia pre-natal*, edición particular.

Este manual contiene las enseñanzas completas de Robert St. John e importantes indicaciones sobre la cosmología, que respalda su original teoría.

G. Saint-Pierre *La técnica metamórfica: principios y práctica del masaje metamórfico*, Ediciones Gaia, Madrid, 2007.

Escrito de forma competente por un alumno de St. John, este libro expone su teoría y su método, además de su propia interpretación.

Los beneficios del masaje y de la digitopresión

E. Peinado *El arte del masaje: para aprender y aplicar, paso a paso, todas las técnicas del masaje*, Editorial RBA, Barcelona, 2000.

La primera enciclopedia práctica ilustrada sobre todas las técnicas del masaje.

A. Auckett *Massaggio per i vostri bambini*, Red Edizioni, Milán.

El placer de dialogar con los hijos a través de la piel: masajes y caricias para relajar, para aliviar el dolor, para ayudarles a crecer sanos y felices. Un texto enriquecido con bellísimas ilustraciones.

J. Hofer *Massaggio totale*, Red Edizioni, Milán.

Un instrumento útil para aprender una técnica relajante y revitalizante y para restablecer aquel equilibrio tan precioso para nuestra salud.

L. Lidell *Il nuovo libro del massaggio*, Red Edizioni, Milán.

Una guía clara y completa del conocimiento y de la utilización de las capacidades relajantes y terapéuticas de las manos: del masaje occidental al shiatsu, al masaje zonal.

A. Gillanders *Riflessologia per il Dolor de schiena*, Red Edizioni, Milán.

Cómo curar la espalda con el masaje podal.

M. Rosenberg Colorni *Trattato di digitopressione*, Red Edizioni, Milán.

Curarse uno mismo, en total seguridad, con una sencilla presión de los dedos.

P. L. Andreoli, E. Minelli, G. Trapani *Trattato di digitopressione per i bambini*, Red Edizioni, Milán.

La manera más segura e inocua para curar las pequeñas molestias de nuestros hijos.

La contribución de Oriente

La inspiración fruto de algunas prácticas terapéuticas tradicionales de Extremo Oriente, en particular de China, se encuentra en la base del masaje zonal perfilado en Occidente.

Puede ser interesante comparar el mapa de los puntos reflejos de la mano con los puntos indicados para la práctica de la acupuntura y la acupresión, localizados a lo largo de los meridianos energéticos.

Acerca de estos temas, *véanse* estas obras:

E. Minelli, E. De Giacomo, C. Schiantarelli *Agopuntura clinica*, Red Edizioni, Milán.

T. J. Kaptchuck *Medicina china: una trama sin tejedor*, Editorial Los Libros de la liebre de Marzo, Barcelona, 1995.

A. Faubert *Introduzione ai principi dell'agopuntura tradizionale cinese*.

F. Caspani *Teoria e pratica del micromassaggio estremo orientale*.

Véase también el amplio y documentado:

Elementi essenziali di agopuntura cinese, Edizioni Paracelso, Roma.

Es el libro de texto de los cursos de enseñanza de acupuntura y de moxibustión que se imparten a los médicos extranjeros en China.

Afinidades con el masaje zonal se encuentran también en:

M. Kushi *Do- In: ejercicios para el desarrollo físico y espiritual*, Editorial Ibis D. L., Barcelona, 1994.

En la parte relativa a los ejercicios generales, se asigna a determinados ejercicios de los brazos y de las manos la tarea de activar las funciones de los aparatos respiratorio, circulatorio y digestivo, de coordinar las funciones de todos los órganos fundamentales al actuar en el influjo energético de los meridianos que pasan por aquellas partes del cuerpo.

Y. Yahiro *Keiraku shiatsu*, Editorial Ibis D. L., Barcelona, 1991.

Libro sobre el método de cura manual, surgido de la tradición japonesa zen, que se basa en la regulación de los flujos de energía.

Dónde se puede aprender reflexología

En Italia. El Instituto de Reflexología, fundado y dirigido por Marco Lo Russo, con la colaboración de Doreen E. Bayly a Londra, organiza frecuentemente cursos de masaje reflexológico del pie y de la mano. Dirección: via dell'Olivuzzo 33, 50143 Firenze, tel. 055-701292.

Marco Lo Russo ha desarrollado un sistema de diagnóstico reflexológico bastante exacto, mediante el análisis de la estructura de la piel y su apariencia (textura de tejido de la piel, callos, las líneas de temperatura).También útiles en sus posibilidades de aplicación preventiva.

Además, se ha producido un mapa muy detallado y preciso de las áreas de reflejo en las manos y los pies.

El Centro Italiano de Reflexología «Fitzgerald» organiza regularmente cursos sobre masaje reflexológico plantar, a través de la medicina natural. Dirección: via Bronzino 11, 20133 Milán, tel. 02-29406827.

En Suiza. En Locarno existe un Centro de investigación internacional dirigido por Ana Maria Bonetti-Frey, alumna de Hanna Marquardt y un maestro de la misma, tanto en Suiza como en Italia. El enfoque de Bonetti Frey es una técnica de tratamiento de los pies basada en el conocimiento de los reflejos del sistema nervioso, de acuerdo con los estudios y los resultados de S. Froneberg. Esto abre la posibilidad de aplicar el método específicamente a su patología de ortopedia y neurología.

Dirección: Annemarie Bonetti-Frey, International Research Center, via San Francesco 4, 6600 Locarno, Svizzera, tel. 0041-91-7511758, fax 0041-91-7512370 terapienaturali@ticino.com

En Alemania. Existe el Teaching Institute for Foot Reflex Therapy, fundado y dirigido por Hanna Marquardt. Se encuentra en la Selva Negra, en la siguiente dirección: 7744 Königsfeld-Burgberg, Germania.

Metamorfosis y técnica metamórfica
L'ATMI, Associazione Tecnica Metamorfica Italiana, (Asociación y Técnica Metamórfica Italiana) organiza cursos a varios niveles. Se puede encargar el programa completo a la siguiente dirección: Strada Murroni 7/C, 10145 Torino, tel. e fax 011-7777962. a.t.metamorfica@tiscali.it

En España. Instituto de Reflexología Podal/Facial Internacional de Lone Sorensen
c/ Lope de Vega 6. 08005 Barcelona, España.
Tel: 0034-93 307 89 72
c/ Diputació 341, 08009 Barcelona,
Tel: 0034-93 265 57 00
E-mail: sorensensistem@post.tele.dk
web: www.reflexologiafacial.es

El Instituto de Reflexología Podal y Facial Internacional es una institución con 25 años de antigüedad en la enseñanza de terapias de reflexología, láser-terapia y anatomía.

Durante 25 años investigando las Reflexoterapias, Lone Sorensen López ha desarrollado la Reflexología facial; una metodología de Reflexología podal combinada a partir de la medicina oriental, la acupuntura, las técnica primitivas de los aborígenes (zonaterapia) y la neuroanatomía. Este mismo método terapéutico y la coordinación de Reflexoterapia podal, facial y mano es la base del concepto de metodología de la estimulación Temprana, que consiste en terapia de rehabilitación de niños con daños cerebrales. Actualmente Lone Sorensen López enseña sus técnicas en Madrid, Barcelona, Inglaterra, Dinamarca, Suecia, Noruega, Finlandia, Holanda, Italia, México, Argentina y Japón.

Centro Sur es una Escuela de Técnicas Manuales
P.º Santa María de la Cabeza, 57 - 1.º C
28045 Madrid
Tel: 0034 91-517 34 55
e-mail: centrosur@cursosquiromasaje.com
Centro Sur es una Escuela de Técnicas Manuales creada en el año 1992 y que se dedica a impartir cursos de distintas terapias con el fin de formar profesionales en el ámbito de la medicina alternativa. A su vez ofrecen un gabinete de tratamiento donde atienden diferentes patologías. Centro especializado en Reflexología y Técnica metamórfica.

Kinetena Escuela de Masaje y Terapias Alternativas.Tel.: 0034 93 292 44 85
Móvil: 0034 610 75 67 76. Barcelona
e-mail: kinetena@yahoo.es
info@masajeplasencia.com
Web: www.masajeplasencia.com
Con sede en Barcelona, España, esta escuela es el fruto de la experiencia de Juan José Plasencia, terapeuta corporal y profesor multidisciplinario, con una amplia formación en las más importantes escuelas y medicinas tradicionales de todo el mundo.(China, India, Japón y medicina occidental). Reconocido terapeuta de prestigio internacional en el ámbito de las terapias alternativas. Especialista en técnicas manuales y energéticas, con más de veinte años de experiencia profesional. Centro especializado en Reflexología Podal y Manual.

Índice